教师教育系列教材

大学生生理健康教育

吴明宇　马　毅　苑海燕
张莉娜　孙　弘　李枚枚　编　著

清华大学出版社
北　京

内 容 简 介

本书遵照教育部《普通高等学校健康教育指导纲要》要求,重在引导大学生树立现代健康意识,掌握健康管理方法,养成文明健康生活方式,提高自觉规避和应对健康风险的能力。重在了解人体结构和生理知识,增强防病意识,掌握常见疾病的预防,提高防控传染病和慢性非传染性疾病的能力;理解性与生殖健康知识,提高性病、艾滋病的防范能力;树立安全避险意识,掌握常见突发事件和伤害的应急处置方法,提高自救与互救能力;了解专业营养学和药品使用知识,学会均衡膳食,注重食品安全,提高自我科学保健的能力。

本书行文中穿插有案例、自测题、练习题、实验、实践等环节,采用以多种形式带动理论教学的写作模式,集专业性、实用性于一体。本书从生理健康的视角出发,不仅是面向全体大学新生的通识教材,更力求作为广大教师和一般读者提高健康素养及健康能力的科普读物。

图书在版编目(CIP)数据

大学生生理健康教育/吴明宇等编著. —北京:清华大学出版社,2018(2022.8重印)
(教师教育系列教材)
ISBN 978-7-302-50526-6

Ⅰ. ①大… Ⅱ. ①吴… Ⅲ. ①大学生—生理卫生—健康教育—师资培训—教材 Ⅳ. ①R167

中国版本图书馆 CIP 数据核字(2018)第 137280 号

责任编辑:陈冬梅
封面设计:刘孝琼
责任校对:王明明
责任印制:朱雨萌
出版发行:清华大学出版社
    网 址:http://www.tup.com.cn, http://www.wqbook.com
    地 址:北京清华大学学研大厦 A 座   邮 编:100084
    社 总 机:010-83470000   邮 购:010-62786544
    投稿与读者服务:010-62776969, c-service@tup.tsinghua.edu.cn
    质量反馈:010-62772015, zhiliang@tup.tsinghua.edu.cn
    课件下载:http://www.tup.com.cn, 010-62791865
印 装 者:三河市少明印务有限公司
经 销:全国新华书店
开 本:185mm×260mm 印 张:14 字 数:285 千字
版 次:2018 年 8 月第 1 版   印 次:2022 年 8 月第 11 次印刷
定 价:38.00 元

产品编号:077617-01

前　　言

《"健康中国 2030"规划纲要》明确提出"加大学校健康教育力度。将健康教育纳入国民教育体系，把健康教育作为所有教育阶段素质教育的重要内容"。健康是青少年全面发展的基础，加强高校健康教育、提升学生健康素养，是贯彻落实党的教育方针，全面实施素质教育、促进学生全面发展、加快推进教育现代化的必然要求，是贯彻落实《"健康中国 2030"规划纲要》，建设健康中国、全面提升中华民族健康素质的重要内容。

高校部分学生存在健康意识淡薄、维护和促进自身健康能力不足、锻炼不够、睡眠不足、作息不规律、膳食不合理等现象，这些不健康生活方式正在成为影响学生健康的危险因素。为进一步加强高校健康教育，提升学生健康素养，促进学生身心健康，2017 年教育部特制定了《普通高等学校健康教育指导纲要》。

遵照纲要精神，我们学校把健康教育正式纳入教学计划，面向全校新生开设公共必修课，由副高以上职称教师任教，把大学生健康教育分为两门课程详细讲授，即大学生生理健康教育和大学生心理健康教育。

大学生生理健康教育课程，是让大学生从了解自身生理结构入手，掌握各系统生理结构和功能；从根本上明确健康生活方式对身体的重要性；懂得常见疾病和传染病如何预防；正确对待性与生殖健康；学会安全应急与避险；重视营养学知识，知道均衡合理膳食对人体健康的重要性。

高等教育阶段是高校学生身心成长成熟、健康素养形成的重要时期。高校学生是传播健康理念、引领健康生活方式的重要人群。生理健康教育重在增强学生的健康意识、提高学生的健康素养和健全学生的人格品质。

全书共九章，第一章健康教育概论。第二章以人体各系统结构和生理特点为基础，介绍了大学生的生理特点。第三章、第四章主要介绍了大学生在校可能遇到的常见病和传染病知识及预防措施。第五章、第六章详细讲解了生殖健康知识，让大学生学会保护自己，懂得性病、艾滋病的传播方式和预防措施。第七章、第八章讲授营养学知识和食品安全与合理国药知识。第九章针对校园内外常见的意外伤害，重点介绍了现场自救与互救的方法与技术。

本书的编写在专业性基础上，更突出实用性与可读性，编写时尽可能贴近学生的现实生活和实际应用，努力做到通俗易懂，便于大学生更好地掌握自我保健知识，解决入学后经常遇到的生理健康问题。

本书由吴明宇(第二、三章)、李枚枚(第四章)、苑海燕(第五、六章)、孙弘(第七、八章)、张莉娜(第一、九章)编写，吴明宇统稿，马毅编著。

由于编者水平所限，书中存在许多错漏和不足之处，欢迎读者批评指正。

编　者

目 录

健康是对于自己的义务，也是对于社会的义务。

——富兰克林

第一章　健康教育概论

本章学习目标

➤ 　了解教育部关于《普通高等学校健康教育指导纲要》精神。

➤ 　了解什么是生理健康及影响因素。

➤ 　理解生理健康教育的意义和不健康的行为习惯对身体的危害。

核心概念

健康教育(health education)　生理健康 (physical health)　影响健康的因素(the factors influencing health)　亚健康 (sub-health)　行为因素(behavior factor)　生活方式(life style)

引导案例

请同学们做下面选择题，简单了解自身健康状况：

(1) 请问你一周是不是能有 3 次及以上不吃早餐？

(2) 请问你晚上入睡时间通常是在 11 点以后吗？

(3) 请问你平均每天的睡眠时间都不足 6 个小时吗？

(4) 请问你是不是平均每天用电脑、手机的时间是 8 小时以上？

(5) 请问你是不是愿意吃烧烤等风味小吃？

(6) 请问你是否有抽烟、酗酒、节食、熬夜、暴饮暴食等习惯？

(7) 请问你每周参加体育锻炼的次数是 3 次以下吗？

(8) 请问你是过敏体质吗？不知道过敏源是什么吗？

(9) 请问你是否经常有心律失常现象？

(10) 请问你进行剧烈运动时是否发生过晕倒、晕厥现象？

(11) 请问你每次洗发都有一大堆头发脱落吗？

(12) 请问你是否有"将军肚"早现呢？

(13) 请问你是不是心算能力越来越差？

(14) 请问你是不是易于疲乏，或无明显原因却感到精力不足，体力不支？

(15) 请问你是不是注意力不集中，不明原因地走神，集中精力的能力越来越差？

案例分析

亚健康(sub-health，SH)是指人的机体虽然没有明确的疾病，但呈现出活力降低、适应力呈不同程度减退的一种生理状态，是介于健康与疾病之间的中间过渡状态，表现为过早出现疲劳增加、活力反应能力降低、适应能力减退等症状。它的潜在危害引起社会广泛关注。大学生正处在青春后期，作为一个特殊的时期，由于受到种种因素的影响，常常表现出注意力不集中、苦恼、疲劳等症状，这种亚健康状态已对大学生的身心健康构成威胁，所以要引起广泛重视。

我们可以对照以上15道题自我检查评估一下自己的身体健康状况，1~7题考察生活习惯是不是合理化，8~12题考察身体机能如何，13~15题考察心理和精神面貌。如果有一半以上都回答"是"，那就确定为"疲劳综合征"，说明你处于亚健康状况，需要调整和改变，努力达到健康的标准。

什么是健康的定义和标准？长期以来我们把健康单纯理解为"无病、无伤、无残"，注重的只是表面。现在公认的健康定义是世界卫生组织在其宪章中提出的："健康不仅仅是指没有疾病，或不虚弱，而是指身体的、精神的健康和对社会适应的良好状态。"也就是说，现代意义上的健康，已经大大超出了"无病"的范畴。一个人健康与否，应以身体、心理和社会适应能力三个方面来评价。

世界卫生组织不但提出了健康的定义，而且提出了健康的标准，共10条：

(1) 有充沛的精力，能从容不迫地应付日常生活和工作，而且不感到过分紧张。

(2) 处事乐观，态度积极，乐于承担责任，事无大小不挑剔。

(3) 应变能力强，能较快地适应外界环境的各种变化。

(4) 善于休息，睡眠好。

(5) 能抵抗一般性感冒和传染病。

(6) 体重适当，身体匀称，站立时头、肩、臀位置协调。

(7) 头发有光泽，头屑少。

(8) 眼睛明亮，反应敏锐，眼睑不发炎。

(9) 牙齿清洁，无龋齿，无疼痛，牙齿颜色正常，无出血现象。

(10) 肌肉丰满，皮肤富于弹性。

健康的标志内容见本章最后一页二维码。

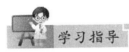学习指导

本章的重点是让大学生了解教育部关于《普通高等学校健康教育指导纲要》的内容，明确健康教育的意义。提高健康意识，维护和促进自身健康能力，养成锻炼身体、保证睡眠、规律作息、合理膳食的健康生活方式，提升大学生健康素养，促进学生身心健康。

第一节 高校健康教育概述

按照《国家中长期教育改革和发展规划纲要(2010—2020 年)》《"健康中国 2030"规划纲要》的部署和要求，不断更新观念、创新形式、落实载体、完善制度，全方位、多途径、多形式开展高校健康教育和健康促进，充分发挥健康教育在培育和践行社会主义核心价值观、推进素质教育中的综合作用，帮助学生树立健康意识，掌握维护健康的知识和技能，形成文明、健康的生活方式，提高自身健康管理能力，增强维护全民健康的社会责任感，促进学生身心健康和全面发展。

一、高校健康教育的目标和内容

(一)健康生活方式

1. 目标

树立现代健康意识，掌握健康管理和健康决策的基本方法，养成文明健康的生活方式，提高自觉规避、有效应对健康风险的能力。

2. 内容

现代健康的概念；高校学生面临的主要健康问题和影响因素；健康决策和健康管理的基本原则；饮食行为与健康，中国居民膳食指南及其应用，日常生活常见的食品安全隐患与防范(食品安全五要素)；睡眠与健康，睡眠不足与睡眠障碍的危害，劳逸结合，规律作息，预防网络成瘾；运动与健康，科学锻炼原则及方法，运动负荷的自我监测；烟草危害及戒烟策略，毒品(新型毒品)危害及禁毒，物质滥用(酗酒、滥用镇静催眠药和镇痛剂等成瘾性药物等)的危害及防范；环境卫生与健康。

(二)疾病预防

1. 目标

增强防病意识，掌握常见疾病的预防原则和常规措施，提高防控传染病和慢性非传染性疾病的能力。

2．内容

常见传染病(如流感、结核病、病毒性肝炎等)的预防；慢性非传染性疾病(如高血压、糖尿病、肿瘤等)的基本知识、预防原则和常规措施；抗生素滥用对健康的危害，在医生指导下使用抗生素；定期进行健康体检的意义和项目选择；常用的健康指标、正常范围，测定身体健康状况的常用方法(如测量腋温和脉搏、血压等)；正确选择必要、有效的保健与保险服务。

(三)心理健康

1．目标

树立自觉维护心理健康的意识，掌握正确应对学业、人际关系等方面的不良情绪和心理压力必需的相关技能，提高心理适应能力。

2．内容

心理健康的概念；心理健康与身体健康的关系；学生心理发展特点和相关社会因素；抑郁症和焦虑症的表现，自我心理调适与技能，促进积极情绪与缓解不良情绪的基本方法；维护良好人际关系与有效交流的方法；心理咨询与服务利用，常见心理问题或危机的辨识与求助；珍爱生命。

(四)性与生殖健康

1．目标

树立自我保健意识，掌握维护性与生殖健康的知识和技能，提高维护性与生殖健康的能力。

2．内容

性与生殖健康的基本知识；友谊、爱情、婚恋、家庭与伦理道德；优生优育与适宜有效的避孕方法；非意愿怀孕和应对措施；常见生殖健康问题与自我保健方法；无保护性行为对生殖健康的影响；常见性传播疾病和预防；艾滋病的传播、流行与控制，易感染艾滋病的高危行为和预防措施，艾滋病咨询检测和服务，不歧视艾滋病感染者和病人；预防性侵害的方法和技能。

(五)安全应急与避险

1．目标

树立安全避险意识，掌握常见突发事件和伤害的应急处置方法，提高自救与互救能力。

2．内容

突发事件与个人安全防范，意外伤害(触电、溺水、中暑、中毒、运动创伤等)的预防、自救与互救的基本原则和方法；无偿献血基本知识，无偿献血是公民的义务；休克、晕厥、骨折等急症的现场救护原则，心肺复苏、创伤救护(止血、包扎、固定、搬运)等院前急救技能；动物(犬、猫、蛇等)抓伤、咬伤后的应急处置；防范网络安全风险，甄别不科学、不健康信息的技能与方法；实验、实习等场所安全要求与防护技能，注意个人防护，避免职业伤害；旅行卫生保健的基本要求，规避旅行中的健康与安全风险的基本措施和策略。

二、高校健康教育实施途径

(一)多渠道开展健康教育

发挥课堂教学主渠道作用。高校应按照本纲要确定的原则、内容，因校制宜制定健康教育教学计划，开设健康教育公共选修课，安排必要的课时，确定相应的学分。针对高校学生关注的健康问题，精选教学内容，吸引学生选修健康教育课程。

拓展健康教育载体。充分利用新生入学教育、军训等时机，开展艾滋病、结核病等传染病预防、安全应急与急救等专题健康教育活动。充分利用广播、宣传栏、学生社团活动、校园网络、微博、微信等传统媒体和新兴媒体，经常性开展健康教育宣传活动。结合各种卫生主题宣传日，集中开展各类卫生主题宣传教育活动。结合阶段性、季节性疾病预防，以防病为切入点，传播健康生活方式及疾病预防知识和技能。

(二)多形式开展健康实践

融入学生管理工作。注重培养学生健康素养和生活作息等行为习惯，及时了解学生心理状况和心理需求，有针对性开展心理健康教育、心理辅导与咨询。

发挥学生社团作用。把学生参与健康教育活动纳入学生志愿服务管理，鼓励学生积极参与健康教育实践活动，传播健康理念和知识。

创设良好的校园卫生环境。配备必要的公共卫生设施，设置必要的卫生警示和标识，潜移默化地培养学生的公共卫生意识和卫生行为习惯。

(三)多途径加强健康教育教学能力建设

创新教学方法和模式。充分发挥在线课程作用，开发健康教育网络课程、慕课(MOOC)、微课(microlecture)等，为全体学生提供便捷的健康教育学习平台，增强学生运用网络资源学习的能力，扩大健康教育覆盖面。

开展健康教育教学研究。充分发挥高校学科优势和人才优势，开展健康教育教学和科研活动，培育健康教育特色，提高健康教育教学质量。

丰富教育教学资源。结合本校实际，开发学生健康教育科普读物、教学图文资料、多媒体课件等，丰富健康教育教学资源，保障健康教育教学活动顺利开展。

发挥专业组织的协同推进作用。积极争取卫生部门和健康教育专业机构的技术支持及专业指导。聘请专业人员培训健康教育师资、开展专题讲座等健康教育活动，增强健康教育的针对性和实效性。

三、开展高校健康教育应遵循的基本原则

（1）问题导向与健康需求相衔接。围绕学生的健康需求，针对学生的主要健康问题及其影响因素，合理科学地选择健康教育的内容和形式，确保健康教育取得实效。

（2）知识传授与行为养成相促进。健康行为是维护和促进健康的关键。健康知识和技能是促进健康行为形成的前提。要以健康行为养成为出发点，传播健康知识和技能，提升学生健康素养。

（3）课堂教学与课外实践相协调。课堂教学是传授健康知识和技能的主要渠道。课外实践是践行健康知识和技能的主要场域。要结合课堂教育教学内容，合理安排健康实践活动，促进学生健康知识的运用与行为的形成。

（4）维护个体健康与增强社会责任相统一。个体健康是全民健康的基础，促进全民健康需要每个人的共同努力。既要提升学生的健康素养，也要增强学生在维护和促进全民健康方面的社会责任感和示范引领作用。

（5）总体要求与地方实际相结合。各地学生面临的健康问题及影响健康的危险因素不尽相同，各地应在国家有关健康教育的总体规划和原则指导下，结合本地实际，对健康教育的内容进行合理安排，并适当调整补充。

第二节 生理健康及影响因素

一、生理健康的定义

生理健康就是单纯从生理学上谈健康，就是人的发育正常，所有脏器没有缺陷；体重适当、身材均匀，站立时头、肩、臂的位置协调；反应灵敏，眼睛明亮，眼睑不发炎，牙齿清洁无空洞，无痛感、无出血现象，牙龈颜色正常；头发光泽无头屑；肌肉皮肤有弹力，走路轻松匀称。总之，生理健康是人体生理功能上健康状态的总和，只有生理健康了，才能抵抗疾病。同时广义的生理健康范畴还包括健康生活方式、疾病预防、性与生殖健康、

安全应急与避险等。

生理健康也是新健康教育的一个重要组成部分。新健康教育是以培养身心健康的社会公民为目的，通过运用健康管理的方法，以校园环境、功能环境的改善为主，人文环境的改善相配合，为老师和学生两个主体，提供科学、健康、专业的指导。

在现实生活中，生理健康和心理健康是互相联系、互相作用的。生理健康是心理健康的根本，身体有病，疾病的痛苦会使人整天郁郁寡欢，心情压抑，导致心态扭曲。心理健康每时每刻都在影响人的生理健康。如果一个人性格孤僻，心理长期处于一种抑郁状态，就会影响内激素分泌，使人的抵抗力降低，疾病就会乘虚而入。

二、影响生理健康的因素

影响健康的因素有成千上万，但归纳起来主要有以下四类。

1．行为和生活方式因素

行为和生活方式因素是指因自身不良行为和生活方式，直接或间接给健康带来的不利影响。如糖尿病、高血压、冠心病、结肠癌、前列腺癌、乳腺癌、肥胖症、性传播疾病和艾滋病、精神性疾病、自杀等均与行为和生活方式有关。

1) 行为因素

行为是影响健康的重要因素，几乎所有影响健康因素的作用都与行为有关，例如吸烟与肺癌、肺气肿、缺血性心脏病及其他心血管疾病密切相关。酗酒、吸毒、婚外性行为等不良行为也严重危害人类健康。

2) 生活方式

生活方式是一种特定的行为模式，这种行为模式受个体特征和社会关系所制约，是在一定的社会经济条件和环境等多种因素之间的相互作用下所形成的，建立在文化继承、社会关系、个性特征和遗传等综合因素基础上的稳定的生活方式，包括饮食习惯、社会生活习惯等。生活方式和不良行为导致了慢性非传染性疾病及性病、艾滋病的迅速增加。近年来我国恶性肿瘤、脑血管病和心血管病已占总死亡原因的 61%，而心脑血管疾病已在我国的疾病死亡谱上占据了第一位。

2．生物学因素

1) 遗传

已知人类的遗传性缺陷和遗传性疾病近 3000 种(约占人类各种疾病的 1/5)，据调查，目前全国出生婴儿缺陷总发生率为 13.7%，其中严重智力低下者每年有 200 万人。遗传还与高血压、糖尿病、肿瘤、色盲、血友病等疾病的发生有关。

2) 病原微生物

从古代到 20 世纪中期，人类死亡的主要原因是病原微生物引起的感染性疾病。随着医学模式的改变，行为与生活方式因素取代了生物学因素。

3) 个人的生物学特征

包括年龄、性别、形态和健康状况等。例如，不同的人处在同样的危险因素下，所受的危害大不相同。

3．环境因素

健康不仅应立足于个人身体和精神的健康，更应强调人体与自然环境和社会环境的统一，强调健康、环境与人类发展问题不可分割。发展必须包含生活质量的提高，同时保持环境的可持续发展，这是探索健康生态学的基础。1992 年，WHO 环境与健康委员会的报告中将"维护和促进健康放在环境与发展应该关注的中心"。1993 年，WHO 提出"持续发展所关注的中心问题是人类，人类有权享有与大自然和谐健康并有生产能力的生活"。为此，人类必须投入广泛的行动，整合和平衡目前或今后将要面临的环境——健康——发展问题，以减少损失，防止可预测的不良后果出现；并指出健康与环境的整合，将是要达到持续发展的当务之急。

环境有内部环境和外部环境之分，前者指机体的生理(内部)环境，后者指自然环境和社会环境。内部环境与外部环境相互影响，相互作用，推动着人的心理和生理的发展。

1) 自然环境

自然环境包括阳光、空气、水、气候、地理等，是人类赖以生存和发展的物质基础，是人类健康的根本。保持自然环境与人类的和谐，对维护、促进健康有着十分重要的意义。众所周知，有益于健康的居住环境比有效的医疗服务更能促进健康。如若破坏了人与自然的和谐，人类社会就会遭到大自然的报复，突出地表现在污染的环境给人类带来疾病，乱砍滥伐给人类带来水土流失和洪水灾害，大量废气的超标排放是造成空气污染的主要原因。

2) 社会环境

社会环境又称文化—社会环境，包括社会制度、法律、经济、文化、教育、人口、民族、职业等。社会制度确定了与健康相关的政策和资源保障；法律、法规确定了对人健康权利的维护；经济决定着与健康密切相关的衣、食、住、行；文化决定着人的健康观及与健康相关的风俗、道德、习惯；人口拥挤会给健康带来负面的影响；民族影响着人们的饮食结构、生活方式；职业决定着人们的劳动强度、方式、环境等。社会环境还包括人际关系、社会状态等。

4．健康服务因素

健康服务，又称为卫生保健服务。2016 年以来，我国制定实施《"健康中国 2030"规划纲要》《全民健身计划(2016—2020 年)》《"十三五"卫生与健康规划》《"十三五"深化医药卫生体制改革规划》等一系列规划纲要。2017 年 10 月 18 日，党的第十九次全国代表大会报告再次提出"健康中国战略"。报告指出："要完善国民健康政策，为人民群众提供全方位、全周期健康服务。深化医药卫生体制改革，全面建立中国特色基本医疗卫生制度、医疗保障制度和优质高效的医疗卫生服务体系，健全现代医院管理制度，加强基层医疗卫生服务体系和全科医生队伍建设。全面取消以药养医，健全药品供应保障制度。坚持预防为主，深入开展爱国卫生运动，倡导健康文明生活方式，预防控制重大疾病。"

我国健康服务业的发展体系愈加完善，行业发展迸发无限生机。充分体现以群众为基础，以健康为中心，实现公平、平等和人人享有卫生保健的宏伟目标。

第三节 大学生健康教育的意义

大学生远离父母，开始独立生活，没有了家长的絮叨，少了高考的压力，充满美好的理想步入大学，但缺少生活经验，缺乏必要的预防和应对外来影响、侵害等方面的基本常识和经验，法制观念、安全防范意识、自我保护能力和心理承受能力相对较弱，由此引发了许多学习、生活、安全等问题，容易给个人和家庭带来伤害和损失。所以，通过各种教育活动，提高他们的自我保护、保健能力，提高对社会的责任感，促进有益于个人、集体和社会的健康行为、生活方式与习惯的养成，预防疾病，降低常见病的发生率，促进其身心健康和提高对环境的适应能力等方面的全面发展。

一、健康习惯的养成

目前从学生在校学习、生活状态看，大学生更应注重两个基本健康习惯的养成。

(一)培养良好的睡眠习惯

通过多年教学观察，大学生的睡眠状况不容乐观，睡眠时间不够，睡眠质量不高，从眼睛就能看出来，没有光泽，无神，缺少灵动。大学生普遍没有一个良好的作息习惯，失眠、睡眠很轻、入睡困难等都是大学生睡眠中存在的问题，导致上课精神不集中、产生倦意困意，上课睡觉等现象。

大学生睡眠不好的原因有学业压力、热衷于网上聊天、沉湎于网络游戏、恋爱、爱好看电影电视剧、热衷各种社团活动、平时不学习考前不睡觉等，由于远离父母，少了高中班主任的时时严格看管，学生缺少自制力，于是就开始黑白颠倒、浑浑噩噩不规律地生活，有的同学还有缺课逃课现象。

睡眠是让人休息放松、恢复体力最好的方法，睡眠时全身放松，血液集中回流到心脏、肝脏、肾脏等重要器官，滋养各脏器，大脑神经得到充分休息放松。睡眠不足只会导致学生身体疲劳和心理抑郁等状态，所以大学生要养成良好的睡眠习惯。

(1) 学校大力宣传，辅导员加强教育管理。尤其对大一新生，建立一个良好睡眠的习惯，对大学今后四年的学习生活至关重要。

(2) 学校严格限制上网断电时间。学生的自控能力固然重要，但学校也应采取强制手段限制学生上网时间，以避免学生因为上网而晚睡的情况。

(3) 学校也应尽可能地改善学生的住宿条件。住宿条件尽量保障六人间或四人间，减小同学间相互影响睡眠的概率。

(4) 尽量保证 8 小时睡眠时间，努力做到按时入睡、按时起床，规律的生活是对身体最好的保健。

(5) 培养正确的睡眠姿势，不俯卧、不蒙头睡觉，鼓励侧卧或仰卧，以保证睡眠质量和身体的健康。

(二)培养良好的锻炼习惯

国务院办公厅印发《关于强化学校体育　促进学生身心健康全面发展的意见》，意见要求：让学生熟练掌握一至两项运动技能，切实保证学生每天一小时校园体育活动。为建立健全国家学生体质健康监测评价机制，激励学生积极参加身体锻炼，新修订的《国家学生体质健康标准》适用于全日制普通小学、初中、普通高中、中等职业学校、普通高等学校的学生，将学生按照年级划分为不同组别，身体形态类中的身高、体重，身体机能类中的肺活量，以及身体素质类中的 50 米跑、坐位体前屈为各年级学生共性指标。

我国在基础教育阶段就重视学生体质，让体育锻炼成为学生的一种生活习惯与常态。将"健康第一"的理念植入学生的内心，使体育锻炼成为一种自觉行动。大学生要延续从小打下的好基础，让锻炼成为终身行为。体格锻炼对身体的促进作用内容可扫本章最后一页二维码。

二、健康教育的意义

1. 实施健康教育有助于学生树立"大卫生"观念

健康教育是通过有计划、有组织、有系统的社会和教育活动，促使人们自愿地改变不良的健康行为和影响健康行为的相关因素，消除或减轻影响健康的危险因素，预防疾病，促进健康和提高生活质量。

生活质量并非单纯地指生命质量，而是指个人对自己生活状况的感受或理解。这是一个内涵丰富的概念，它包括许多内容，如个人的生理健康、心理素质、自立能力、社会关系、个人信念等。

健康促进是 1986 年在加拿大渥太华召开的第一届国际健康促进大会发表的《渥太华宪章》中指出的："健康促进是促使人们提高、维护和改善他们自身健康的过程。"这一定义表达了健康促进的目的和哲理，也强调了范围和方法。

另一定义是劳伦斯·格林(Lawrence W. Green)教授等提出的："健康促进是指一切能促使行为和生活条件向有益于健康改变的教育与生态学支持的综合体。"其中所提的教育是指健康教育，生态学是指健康与环境的整合，其主要特征是人类物质社会环境和与其健康息息相关的自然环境。

对大学生进行健康教育，讲授基本的卫生知识，传播有益的科学信息，帮助同学们树立追求健康、珍惜生命、热爱生活的科学观念，并提供形成行为习惯所需的卫生保健、防病、性健康、营养、安全等方面的知识、技巧和方法，增强自我保健能力和对社会健康的责任感，能使大学生意识到健康是当代人成才的重要物质基础，要多做有利于自己、有利于社会、有利于子孙后代、有利于环境保护的事情，为社会物质文明和精神文明建设贡献青年人的力量。

2. 实施健康教育有助于大学生学会自我保健

通过健康教育，使大学生认识到不良的行为习惯，如吸烟、酗酒、饮食结构不合理、缺少体育运动、生活无规律等，都是诱发多种疾病(如高血压、冠心病、恶性肿瘤)的重要原因。要预防各种传染病和意外伤害，预防肿瘤、心脑血管疾病等慢性非传染性疾病，促进健康，提高生命质量，才能保证学业的顺利完成。

大学生爱玩电脑，眼睛容易出现干涩，通过健康教育学习，知道营养素的不足或缺乏要及时补充富含维生素 A 的食物，如动物肝脏、牛奶等，否则会损害视力，出现夜盲症；知道营养过剩会导致肥胖和其他疾病；高蛋白、高脂肪膳食是引发冠心病、高血压等的危险因素；吸烟、酗酒不仅损害青少年的身体，而且会导致学习成绩下降；吸毒对身体，甚至生命造成威胁；过早的性行为可能会导致女性怀孕，易感染性传播疾病，也有感染艾滋病的危险。

大学生正处于行为、习惯发展培养阶段，只有确立健康的生活方式、培养良好的卫生习惯，才能拥有健康，并且终身受益。

拓展阅读

大学生要了解毒品种类，远离毒品危害

(一)毒品的特征

(1) 不可抗力，强制性地使吸食者连续使用该药，并且不择手段地去获得它。

(2) 连续使用，有不断加大剂量的趋势。

(3) 对该药产生精神依赖性及躯体依赖性，断药后产生戒断症状，即脱瘾症状。

(4) 对个人、家庭和社会都会产生危害后果。

(二)毒品种类及对身体的影响

联合国麻醉药品委员会将毒品分为以下六大类。

(1) 吗啡型药物(包括鸦片、吗啡、可卡因、海洛因和罂粟植物等)是最危险的毒品。

(2) 可卡因、可卡叶。

(3) 大麻。

(4) 安非他明等人工合成兴奋剂。

(5) 安眠镇静剂(包括巴比妥药物和安眠酮)。

(6) 精神药物,即安定类药物。

为了便于大学生了解毒品的危害,将常见麻醉药品的种类,对人短期影响和长期影响,服用后会不会上瘾,是否依赖,身体会出现哪些症状,造成哪些伤害,列表介绍给同学们,让同学们一目了然。

一些常见毒品及对身体的影响如表 1-1 所示。

表 1-1　一些常见毒品及对身体的影响

药物的种类	短期的影响	长期的影响	是否会上瘾	是否产生依赖
大麻(包括麻醉药)	焦躁、恐惧、兴奋、嗜睡	思想和记忆力无法集中,呼吸道疾病和肺癌	大概不会	是
尼古丁(包括香烟、雪茄、嚼烟)	兴奋、恶心、丧失食欲、头痛	心脏病和肺病,呼吸困难,经常咳嗽	是、非常强	是
酒精	消沉、降低警觉性、反应迟钝、恶心、情绪低落	肝肾大脑受损、营养不良	是	是
吸入药物(包括黏合剂、指甲油和涂料稀释剂)	嗜睡、恶心、头痛、情绪低落	损害肝肾和大脑、产生幻觉	不是	是
可卡因(包括裂化剂)	兴奋、紧张、失眠、丧失食欲	精神病、损坏鼻黏膜、心跳不规则、呼吸困难	是	是、非常强
安非他明	兴奋、好动、语无伦次、头晕目眩	嗜睡、易怒、心跳不规则、损害肝脏	可能	是
迷幻剂(麦角酸二乙基酰胺、酶斯卡灵、五氯酚)	产生幻觉、焦躁、恐惧、行动和思维反常	精神病、恐惧、行为反常、有暴力倾向	不是	是
巴比妥酸(苯巴比妥和速可眠)	镇静、降低警惕性、思维迟钝、肌肉协调性丧失	嗜睡、易怒、神志不清	是	是

药物的种类	短期的影响	长期的影响	是否会上瘾	是否产生依赖
安定药(重氮异胺)	镇静、视线模糊、嗜睡、语无伦次、头痛、皮疹	血液病和肝病	是	是
那可汀(鸦片、可卡因、吗啡和海洛因)	镇静、嗜睡、恶心、产生幻觉	痉挛、昏迷、死亡	是、发展非常快	是、非常强
促蛋白合成类固醇	情绪波动	使心肝肾受损、引起高血压、头盖骨和面部骨骼生长过度	不是	是
摇头丸(致幻性苯丙胺类化合物)	幻觉、妄想状态，出现精神异常，表现出苯丙胺精神症状，酷似精神分裂症	感染合并综合征，包括肝炎、细菌性心内膜炎、败血症、性病和艾滋病等	是	是

从一些调查数据看，大学生沾染上毒品的比例居高不下，因为大学生正处于青春期后期与成年初期阶段，在生理和心理上都处于迅速变化的过程中，他们虽然文化层次较高，思想比较活跃，然而由于他们阅历浅、社会经验不足，容易受到社会上各种思潮的冲击。

大学生吸食毒品的原因多种，有好奇而尝试禁果、有无知被诱惑、有消愁解闷、有被人暗算、有赌气共吸、有显示富有等。

通过大学生健康教育课，学校开设讲座、演讲、戏剧、微电影等多种宣传形式，结合案例教学法让学生看到危害和后果，提高学生对毒品的鉴别能力和防范意识，使大学校园永远保持纯净。

联合国把 6 月 26 日确立为国际禁毒日，敬告大学生，要珍爱生命，拒绝毒品，远离危害！

本 章 小 结

本章重点学习教育部关于《普通高等学校健康教育指导纲要》精神，详细介绍高校健康教育的五个方面的目标和内容，即健康生活方式、疾病预防、心理健康、性与生殖健康、安全应急与避险，学习高校健康教育实施途径及开展高校健康教育应遵循的基本原则，掌握什么是生理健康和影响健康四个方面的因素，以及行为和生活方式因素、遗传因素、环境因素、健康服务因素；理解健康教育的意义和不健康的行为习惯对身体的危害。

思考与练习

一、选择题(见本章末二维码)

二、判断题(见本章末二维码)

三、简答题

1. 健康教育的内容有哪些?

2. 健康的定义和标准是什么?

3. 生理健康和心理健康的关系如何?

四、论述题

1. 大学生进行健康教育的意义是什么?

2. 请结合个人实际谈谈影响健康的因素有哪些。

【实践课堂】

谈一谈未来人类健康水平的提高程度会越来越取决于医疗因素还是非医疗因素。

随身课堂

大学生生理健康教育

微信扫天下   课程掌中观

第一章.pptx   第一章二维码内容.docx   第一章习题答案.docx

一个人的身体，绝不是个人的，要把它看作是社会的宝贵财富。凡是有志为社会出力、为国家成大事的青年，一定要十分珍视自己的身体健康。

——徐特立

第二章　人体各系统基本结构

本章学习目标

➤ 熟悉人体各系统基本结构和生理功能。
➤ 掌握大学生的生理特点和卫生。

核心概念

运动系统(sports system)　呼吸系统(respiratory system)　血液循环系统(blood circulation system)　消化系统(digestive system)　泌尿系统(urinary system)　内分泌系统(endocrine system)　神经系统(nervous system)　生殖系统(reproductive system)

引导案例

在给大学新生上第一堂健康课的问卷调查中，集中的问题如下：

(1) 个子矮小，还能不能长高？为什么身体越长越宽？

(2) 自己身体太胖，想减肥有什么好的方法？怎么能快速减肥？

(3) 有过敏性鼻炎，遇冷就打喷嚏、流鼻涕，怎么办？

(4) 脸上总冒油怎么办？为什么脸上总起痘，用什么洗面奶比较好？

(5) 为什么天天洗头还有头皮屑？经常掉头发怎么办？

(6) 胃时常隐隐作痛，不敢吃辣的、凉的，可又很喜欢吃，怎么办？

(7) 失眠该怎么办？能不能吃安眠药？

(8) 经常便秘怎么办？吃什么能预防？

(9) 痛经是什么原因引起的？怎么办？

(10) 手脚总是冰凉，怎么缓解？夏天手总是发热爆皮怎么回事？

(11) 运动时膝盖疼痛怎么回事？肌肉酸痛怎么缓解？脚抽筋怎么办？

(12) 眼睛干涩，看手机时间长了为什么会流眼泪？

大学生要全面了解自己

一、了解自己的身体结构

人体从外形上可以分为头、颈、躯干和四肢四个部分。

人体的基本结构和功能单位是细胞，结构相似、功能相关的细胞在一起构成组织。比如，上皮组织、肌组织、结缔组织、神经组织。

不同类型的组织按照一定的次序集合在一起，就构成了具有一定形态和功能的器官。比如，眼、耳、心、肝等。

若干功能相近的器官组成系统。人体由运动系统、内脏学(消化系统、呼吸系统、泌尿系统、生殖系统)，脉管学(心、动脉、静脉、淋巴系统)，神经系统，内分泌系统，免疫系统，感觉器十系统组成。

二、学会测量身体各部分指标

(一) 形态和功能指标

1. 形态指标：身高、体重；

   代表长度：坐高、手长、足长、上肢长、下肢长；

   代表横径：肩宽、骨盆宽、胸廓横径；

   代表周径：头围、胸围、腰围、臀围、上臂围、大腿围、小腿围。

2. 生理功能指标：

   握力、肺活量、脉搏、血压等。

(二) 测量方法

1. 身高：测立式身高时，直立，头和肩胛间、臀、双足跟贴紧测量板。测量人员目光读取头顶水平沿线的数值。单位 cm。

2. 体重：每次测量前排空大小便，测量时应去除鞋帽、衣服。单位 kg。

(1) 计算标准体重有两种方法：

$$标准体重(kg) = 身高(cm) - 105$$

$$标准体重百分比\% = (实际体重 - 标准体重) \div 标准体重 \times 100$$

评价标准：< 20%严重瘦弱；< 10%～20%瘦弱；±10%正常；> 10%～20%超重；> 20%

肥胖。

(2) 体质质数 (BMI)，BMI = 体重(kg)/身高²(m)。

正常范围：18.5～23.9。24～27.9 为超重；＞28 为肥胖；17～18.4 轻度消瘦；16～16.9 中度消瘦；＜16 重度消瘦。

(3) 头围：用软尺自眉弓上缘处始，经枕后粗隆环绕头部 1 周再回到起点(软尺在头两侧的水平应一致)。单位 cm。

(4) 胸围：立位时双肩放松、两上肢自然下垂，将软尺上缘经背部双肩胛骨下角下缘绕至胸前，经乳头上方第四肋骨处，使各处软尺轻触皮肤，于平静呼吸时读数。单位 cm。

(5) 腰围：选肋下缘最底部和髂前上棘最高点，连线中点，以此中点位置，将卷尺水平围绕腰周，注意卷尺围绕腰的水平面要与身体垂直。单位 cm。

腰围男性≥85cm、女性≥80cm 为向心性肥胖。

(6) 臀围：让被测者站直，双手自然下垂，测量最大臀围，即耻骨联合和背后臀大肌最凸出。

腰臀比值成年男性＜0.9，女性＜0.85。若成年男性腰臀比≥0.9、女性≥0.85，则表明被检测对象属于腹型肥胖，比外周型(四肢型)肥胖更易患高脂血症、高血压、冠心病等慢性病。

大学生了解自己身体状况，学习人体结构和生理知识，生活中若遇到常识性的问题，就知道如何解决。

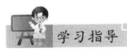 学习指导

本章的重点是让大学生对人体有一个比较完整的认识，了解人体各系统的基本结构和生理功能，掌握人体生长发育的规律和大学生的生理特点和卫生。通过本章的学习，可以帮助理解后面章节的内容。

第一节　运动系统

运动系统由骨、骨连接和骨骼肌构成，具有支持、保护和造血等功能。人体能够维持一定的姿势和进行各种运动，是在神经系统的支配下，由运动系统完成的。

一、运动系统的组成和功能

人体运动系统的组成和功能如图 2-1 所示。

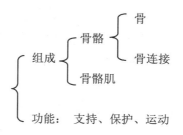

图 2-1   人体运动系统的组成和功能

全身骨骼结构如图 2-2 所示。

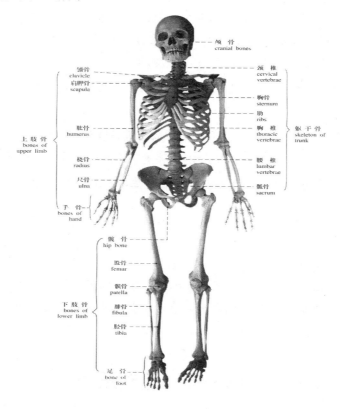

图 2-2   全身骨骼结构图

(一)骨的形态和结构

成人的骨骼共有 206 块，占体重的 20%，骨的形态有长骨、短骨、扁骨、不规则骨。骨是由骨膜、骨质和骨髓构成。骨膜由两部分构成，外层由胶原纤维紧密结合而成，富有血管、神经，有营养和感觉作用；内层也称形成层，胶原纤维较粗，并含有细胞。生长中的骨膜，在其内面有成骨细胞整齐排列，具有造骨细胞的功能，参与骨的增粗生长，对骨的生长(长长、长粗)和增生(断裂、愈合)有重要作用。骨的成分主要包括无机盐和有机物，无机盐主要是钙、磷化合物，使骨坚硬；有机物主要有骨胶原等蛋白质，使骨有韧性和弹性。

1. 骨的组织结构

骨的组织结构如图 2-3 所示。

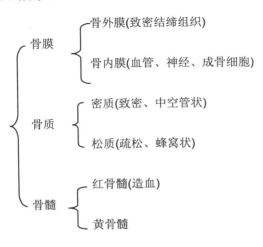

图 2-3　骨的组织结构

2. 软骨的组织结构

软骨的组织结构如图 2-4 所示。

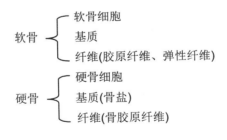

图 2-4　软骨的组织结构

3. 全身骨的分布和名称

全身的骨按其所在的部位，可分为颅骨、躯干骨、四肢骨。

(1) 颅骨 29 块，可分为脑颅骨、面颅骨和听小骨三部分。

(2) 躯干骨 51 块，由椎骨、肋骨和胸骨所组成。椎骨构成人体的中轴，包括 7 块颈椎、12 块胸椎、5 块腰椎、1 块骶骨(由 5 块骶椎融合而成)和 1 块尾骨(由 3 或 4 块尾椎愈合而成)；肋骨与肋软骨连接成肋，共 12 对；胸骨 1 块。

(3) 四肢骨 126 块，包括上肢骨和下肢骨。

上肢骨分为上肢带骨和上肢游离骨两部分。上肢带骨包括锁骨和肩胛骨，上肢游离骨包括上臂骨、前臂骨及手骨三部分，上臂骨即肱骨；前臂骨包括尺骨和桡骨；手骨包括腕骨、掌骨和指骨三部分。

下肢骨分为下肢带骨和下肢游离骨两部分。下肢带骨即髋骨。在幼年时髋骨由髂骨、坐骨和耻骨三部分通过软骨连接而成，成年后通过骨性结合而成为一块骨。下肢游离骨包括大腿骨、小腿骨和足骨三部分，大腿骨即股骨；小腿骨包括胫骨和腓骨；足骨包括跗骨、跖骨和趾骨。位于膝关节前方参与组成膝关节的籽骨—髌骨，也在下肢游离骨之列。

(二)骨连接

1. 骨连接形式

骨和骨之间的连接叫骨连接。骨连接有三种形式：不活动的连接，如脑颅骨各骨之间的连接(见图 2-5)；半活动的连接，如椎骨前方椎体间的连接(见图 2-6)；活动的连接，即一般所说的关节(见图 2-7)，如上肢的肩关节、肘关节，下肢的髋关节、膝关节等。关节是骨连接的主要形式。

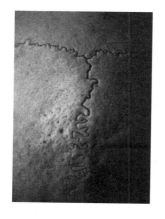

图 2-5　颅骨连接

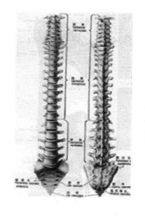

图 2-6　椎骨连接

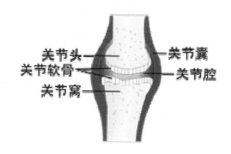

图 2-7　关节模式图

关节头 —— 关节囊
关节软骨 —— 关节腔
关节窝

2. 足弓的作用

足骨分为跗骨、跖骨、趾骨。足弓是由跗骨、跖骨以及足底的肌腱共同构成的弓。平常立足站立时，足部以后方的跟骨及前方的第 1、5 跖骨头着地，呈三角形，从而保障直立时足底着地支撑的稳固性，如图 2-8(a)所示。如果足弓变低或消失，会形成扁平足，如图 2-8(b)所示。扁平足弹性差，当长时间站立或行走时，会压迫足底神经或血管，易造成疲劳或足底疼痛。

作用：①缓冲震荡；②保护足底的血管和神经免受压迫。

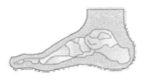 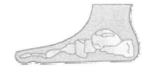

(a) 正常足(足弓正常)　　　(b)扁平足(足弓塌陷)

图 2-8　足弓的形态

(三)肌肉

人体的肌肉按结构和功能的不同可分为平滑肌、心肌和骨骼肌三种。平滑肌主要构成内脏和血管，具有收缩缓慢、持久、不易疲劳等特点；心肌构成心壁，两者都不随人的意志收缩，故称不随意肌。骨骼肌 600 余块，占体重 40%，分布于头、颈、躯干和四肢，通常附着于骨。骨骼肌收缩迅速、有力、容易疲劳，可随人的意志舒缩，故称随意肌。肌的大体构造包括肌腹(肌纤维、血管)和肌腱(致密结缔组织)，肌肉的主要成分包括水和蛋白质等物质。

人体全身骨骼肌如图 2-9 所示。

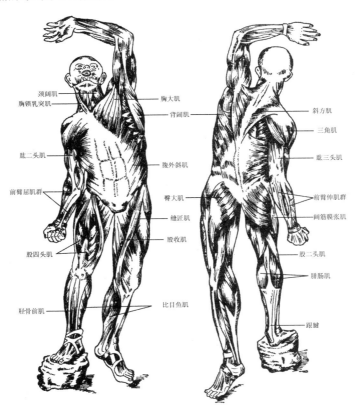

图 2-9　人体全身骨骼肌

二、大学生运动系统的特点和卫生

大学生正处在人体生长的高峰期，骨随着年龄的增长，不断增长和增粗，骺软骨的生长速度特别快，尤其是四肢骨更为明显。四肢骨的骨化一般在 18～20 岁完成；颅骨在 12 岁已全部骨化；腕骨 10～13 岁骨化完全；椎骨完成骨化的时间在 20～21 岁。

女生的体格不如男生粗壮，身长、体重、胸围都低于男生；女生的皮肤柔嫩细滑，女生的肌肉不如男生发达，占体重的 32%～39%，而男生的肌肉则占体重的 40%～50%；女生的皮下脂肪较厚，占体重的 20%～25%，男生仅占 10%～15%。

(一)脊柱

脊柱是人体的重要支柱，从背面看脊柱，它又正又直，但从侧面看，它从上到下有四个生理弯曲，分别是颈曲、胸曲、腰曲、骶曲。脊柱的生理弯曲如图 2-10 所示。

脊柱有了这四个生理弯曲，在人体进行走、跑、跳等运动时，就具有弹性，可以缓冲从脚下传来的震荡，以保护内脏和脑。新生儿时期，脊柱几乎是直的，随着抬头、坐立、行走这些动作的发展，初步形成脊柱的生理弯曲，并逐渐被固定，20～21 岁或更晚，脊柱才最后定型。因此，大学生不宜睡软床，不宜久坐不动，不宜长时间单侧负重，更要注意坐立行的姿势，预防脊柱变形，如脊柱侧弯、驼背等。脊柱严重侧弯如图 2-11 所示。

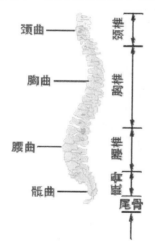

图 2-10　脊柱的生理弯曲

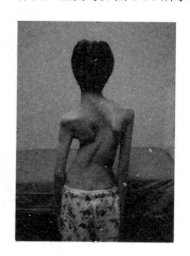

图 2-11　脊柱严重侧弯

正确站姿是：头端正，两肩平，挺胸收腹，肌肉放松，双手自然下垂，两腿站直，两足并行，前面略分开。

正确坐姿是：头略向前，身体坐直、背靠椅背；大腿和臀部大部分落座在座位上；小腿与大腿成直角，两手自然放在腿上；脚自然放在地上。有桌子时，身体与桌子距离适当；

两臂能自然放在桌子上，不耸肩或塌肩，坐时两肩一样高。

(二)骨盆和足弓

骨盆是由髋骨与脊柱下部的骶骨和尾骨围成的骨性腔，承重、保护盆部内脏。髋骨是由髂骨、坐骨和耻骨3块骨愈合而成，这三块骨愈合较晚，一般在20～25岁才骨化成为一块完整的骨。婴幼儿时期，髋骨由髂骨、坐骨和耻骨借软骨连接起来，还没有形成一个整体，骨盆也尚未定型，所以青少年要避免从高处向硬质的地面上跳，特别是女孩子。

建议大学女生不要为了美穿太高、太尖、太细的高跟鞋，以免影响未来骨盆的发育和成年后的生育功能；也不要穿太厚的厚底鞋，缺少弹性，导致足弓不能发挥其作用，走路时没有弹性，容易发生扭伤或摔伤；鞋过小会挤压趾骨的伸展，压迫趾骨、足底神经和血管，易出现血泡，造成疲劳或足跟、足底疼痛。

(三)骨连接和肌肉

青春期开始后，肌肉水分逐渐减少，蛋白质和无机盐含量增加，肌肉变得坚实有力。从体型上看，青春期男子上体围、宽度增长得较快，女子则是下肢的围、宽度增长得较快，形成了男子上体宽粗、下肢细长，女子上体窄细、下肢粗短的体形。体育锻炼和户外活动，可使肌肉更健壮有力；可刺激骨的生长，使身体长高；构成骨骼的原料是钙和磷，阳光中的紫外线照在皮肤上会产生维生素D，能促进钙和磷的吸收，预防骨软化症，并促进骨中无机盐的积淀，使骨骼更加坚硬。锻炼时血液循环加快，可为骨骼、肌肉提供更多的营养。

刚刚入学的大学生，由于准备高考、长时间运动不足等原因，身体状况相对较差，往往容易造成运动损伤；在体育课或各种体育训练中，若平时缺乏运动，容易出现受伤甚至致残的情况；在田径运动中，下肢损伤较为多见；在体操运动中，上肢损伤、躯干部损伤较易发生，特别是肩、腕、腰损伤常见；在进行球类活动时，常见手指、腕关节、腰部、膝关节挫伤等。所以，大学生要每天至少锻炼一小时，强筋健骨。

第二节　呼吸系统

机体与外界环境之间进行气体交换的过程，称呼吸。呼吸是由呼吸系统来完成的。胸腔有节律的扩大和缩小称为呼吸运动。呼吸系统由呼吸道和肺构成。呼吸道是传递气体的管道，它包括鼻、咽、喉、气管及支气管。肺是进行气体交换的器官，它包括支气管在肺内的各级分支和大量的肺泡。通常将鼻、咽和喉称为上呼吸道；气管、主支气管及其分支称为下呼吸道。

一、呼吸系统的组成和功能

(一)呼吸系统的组成

呼吸系统结构如图 2-12 所示。

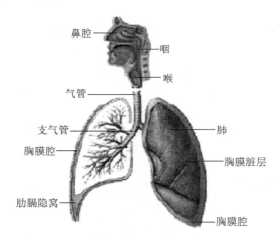

图 2-12　呼吸系统结构

1．呼吸道

呼吸道是由鼻、咽、喉、气管、支气管组成的。

鼻的结构如图 2-13 所示。

鼻
- 外鼻
- 鼻腔：黏膜、嗅细胞
- 鼻旁窦：上颌窦、额窦、筛窦和蝶窦

图 2-13　鼻的结构

咽的组成如图 2-14 所示。

咽
- 黏膜
- 咽肌

咽分部
- 鼻咽部
- 口咽部
- 喉咽部

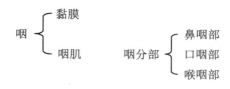

图 2-14　咽的组成

喉的组成如图 2-15 所示。

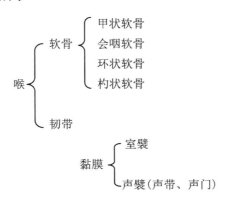

图 2-15　喉的组成

气管和支气管组成如图 2-16 所示。

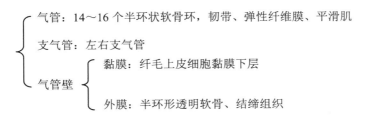

图 2-16　气管和支气管组成

2．肺

肺呈海绵状，富弹性。

肺上端钝圆叫肺尖，向上经胸廓上口突入颈根部，底位于膈上面，对向肋和肋间隙的面叫肋面，朝向纵隔的面叫内侧面，该面中央的支气管、血管、淋巴管和神经出入处叫肺门，这些出入肺门的结构，被结缔组织包裹在一起叫肺根。

左肺由斜裂分为上、下两个肺叶，右肺除斜裂外，还有一水平裂将其分为上、中、下三个肺叶。

肺是以支气管反复分支形成的支气管树为基础构成的。左、右支气管在肺门分成第二级支气管，第二级支气管及其分支所辖的范围构成一个肺叶，每支第二级支气管又分出第三级支气管，每支第三级支气管及其分支所辖的范围构成一个肺段，支气管在肺内反复分支可达 23～25 级，呈多面形薄壁囊泡，成人数量达 3 亿～4 亿个，总面积达约 100m² 。

支气管各级分支之间以及肺泡之间都由结缔组织性的间质所填充，血管、淋巴管、神经等随支气管的分支分布在结缔组织内。肺泡之间的间质内含有丰富的毛细血管网，毛细血管膜与肺泡共同组成呼吸膜，血液和肺泡内气体进行气体交换必须通过呼吸膜才能进行。

肺的外部形态如图 2-17 所示。

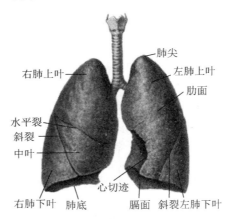

右肺上叶

肺尖

左肺上叶

肋面

水平裂

斜裂

中叶

心切迹

右肺下叶　肺底　　　　　膈面　斜裂左肺下叶

图 2-17　肺的外部形态

(二)呼吸系统功能

呼吸系统的主要功能是进行气体交换，即吸入氧气，呼出二氧化碳。呼吸系统通过呼吸运动，使机体不断从空气中获得氧气，供组织、细胞进行物质代谢，并将因代谢所产生的二氧化碳排出体外。

呼吸过程可扫本章最后一页二维码。

二、大学生呼吸系统的特点和卫生

大学生的呼吸系统已经接近和达到成人水平，心肺的结构和机能迅速完善成熟。呼吸频率也就是指每分钟呼吸的次数，为 16~20 次，女生较男生稍快 2~3 次。肺活量是指一个人全力吸气后所呼出的最大气体量，是评价人体生长发育和体质状况的一项常用机能指标。肺活量大小代表一个人的最大呼吸幅度，与人的性别、年龄以及身高、体重、胸围等因素有关，大学生的肺活量平均值，男性为 3500~4000 毫升，女性为 2500~3500 毫升。随着年龄增长，呼吸频率逐渐减慢，呼吸深度相应增加。从生理角度看，大学生这些器官达到健全程度，可以进行旺盛的新陈代谢，以保证繁重的脑力劳动和剧烈的体育运动中能量的消耗。大学生呼吸系统应注意以下几个方面。

(一)鼻、咽、喉

鼻腔是呼吸道的起始部分，是保护肺的第一道防线。鼻腔对空气起着清洁、湿润和加温的作用。感冒或感染时可引起鼻黏膜充血、肿胀，分泌物增多，造成鼻腔堵塞。鼻咽部通过咽鼓管和中耳相连，鼻泪管和眼睛相通，鼻腔感染可引发中耳炎、鼻泪管炎等疾病。

大学生要养成用鼻呼吸的习惯，充分发挥鼻腔的保护作用。也要掌握正确的擤鼻涕方法，即轻轻按压一侧鼻孔，擤完一侧，再擤另一侧。擤时不能太用力，不要把鼻孔全捂上使劲擤。更不要用手挖鼻孔，以防止鼻腔感染或引起鼻出血。咳嗽、打喷嚏时，不要面对他人，要用手帕捂住口鼻。在寝室不要蒙头睡觉，以保证吸入新鲜空气。

大学生咽喉部虽发育成熟，但黏膜比较柔嫩，有丰富的血管和淋巴组织，如若感冒或其他原因感染，可因黏膜充血、肿胀导致咽喉炎。在文艺活动中也不要扯着嗓子唱歌，易发生肿胀充血，造成声音嘶哑。鼓励用自然、优美的声音唱歌、说话，避免高声喊叫，唱歌或朗诵的时间不宜过长，防止声带过分疲劳。当咽部有炎症时，应减少发音，直至完全恢复，否则容易患急性喉炎。

(二)气管和肺

大学生新陈代谢旺盛，机体需氧量相对比较多，当大学生进行运动时，或从事体力劳动、情绪激动、气温升高时，呼吸频率明显增快。

大学生在一起吃东西时禁止说笑打闹，否则容易将食物呛入气管，产生气管异物，引发危险。

大学生更要杜绝烟草，香烟中的有害物质可以直接刺激呼吸道。香烟不仅是吸烟者自身支气管炎的重要原因，烟雾还可对周围人群呼吸道的健康带来危害。

肺是气体交换的动力器官，呼吸运动每时每刻都在进行，在受到意识、机体机能状态和环境等因素影响时，呼吸的深度及频率可以发生改变。

节律性呼吸受呼吸中枢的自律性和反射性调节，意识性呼吸则受大脑皮层控制。人在麻醉、昏迷等大脑皮质功能受到抑制或出现障碍时，其呼吸节律依然接近正常，说明节律性呼吸不受大脑皮质的控制，但大脑皮质对呼吸运动的调节具有重要作用，这种调节功能是后天获得的，通过条件反射方式而实现，从而可以随意控制呼吸，改变呼吸的频率和深度，以适应人体的需要和外界环境的变化。例如，人可在一定限度内随意屏气或加深呼吸等，说话与唱歌等活动都需要对呼吸运动进行相应的调控。

大学生要了解呼吸系统的相关知识和预防措施，特别是男生，更应该注意呼吸系统卫生，不要在室内吸烟(包括卫生间)，保持室内的空气新鲜、洁净，充分发挥呼吸道的自然防御功能。寝室要定时开窗通风，有利于降低空气中细菌的密度，也有利于预防呼吸道疾病的发生。

第三节　血液和循环系统

人体内的液体总称为体液。约占成人体重的60%，其中2/3位于细胞内，称细胞内液；1/3位于细胞外，称细胞外液。细胞外液包括血浆、淋巴液、脑脊液和组织液。组织液是指存在于组织细胞周围、组织间隙中的液体。细胞外液是细胞生存的直接环境，称机体的内环境。内环境的化学成分及理化性质，如离子浓度、温度、酸碱度及渗透压等，在正常情况下变动范围很小，保持相对稳定状态，称稳态。内环境的相对稳定状态，是在神经和体液的调节下，通过血液的不断循环而实现的，如血液流经毛细血管时与组织进行物质交换，组织液通过细胞膜与细胞进行物质交换，从而使细胞间接地与外环境相互联系，因此，血液循环是保持机体内环境相对稳定的关键。

一、血液的组成及生理

血液的组成如图2-18所示。

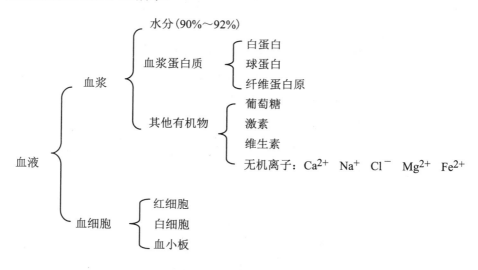

图2-18　血液的组成

血液存在于心脏和血管中，由血浆和血细胞组成。血浆为淡黄色、透明的液体，它是血细胞生存的环境，并起着运送血细胞、养料、代谢废物等作用。血细胞由红细胞、白细胞、血小板等组成。红细胞的主要功能是运输氧气和二氧化碳，这种功能是通过血红蛋白来完成的。白细胞能吞噬病菌，当白细胞数量少于正常值时，机体抵抗力下降，容易感染疾病。白细胞数量明显增多，则反映机体已有病菌感染。血小板的主要功能是促进止血和加速血液凝固。

正常成人血液量占体重的 7%～8%。足够的血液量是维持动脉血压稳定、保证组织器官血液供应的必要条件。若急性失血达一定数量(如 30％以上)，可能危及生命，应立即输血抢救。

(一)血浆的理化特性(见本章末二维码)

(二)血细胞的成分和功能(见本章末二维码)

二、循环系统

循环系统包括血液循环系统、淋巴循环系统和冠状循环。血液循环指血液从心脏流向全身、再从全身流回心脏的过程。血液循环系统包括心脏和血管(动脉、静脉、毛细血管)。淋巴循环是指全身淋巴液进入血管、参加血液循环的过程，淋巴系统包括淋巴液、淋巴管和淋巴结、脾、扁桃体。冠状循环是心脏内部的循环，为心肌本身提供营养和代谢废物。

循环系统的组成如图 2-19 所示。

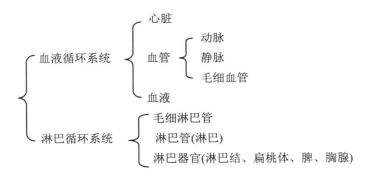

图 2-19　循环系统的组成

(一)血液循环系统

1. 心脏

心脏位于胸腔内，每个人的心脏如自己手握紧的拳头大小，位于横膈之上，两肺间而偏左，左侧占三分之二，右侧占三分之一，其外形似倒置的圆锥体。心脏是血液循环的动力器官，由于它的收缩、舒张，才把血液送至全身。心脏分左心房、右心房和左心室、右心室四个腔。左、右心房的间隔叫房间隔，左、右心室的间隔叫室间隔。房室之间有瓣膜，为单向的阀门，保证血液从心房流向心室，而不会倒流。心脏的主要机能是泵血，心脏不知疲倦地将血液运送到身体的各个部位；而血液是维持生命的液体，它是人体每一细胞、组织和器官所必需的营养液，主要由血细胞和血浆组成，并携带营养物质和氧气，氧气是维持我们生命所必需的。随着心室的收缩和舒张，每次射出的血量是相等的。

心脏的内部结构如图 2-20 所示。

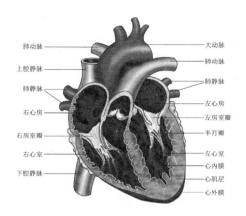

肺动脉　　　　　　　　　　　　　　大动脉
上腔静脉　　　　　　　　　　　　　　肺动脉
肺静脉　　　　　　　　　　　　　　　肺静脉
　　　　　　　　　　　　　　　　　左心房
右心房　　　　　　　　　　　　　　　左房室瓣
　　　　　　　　　　　　　　　　　半月瓣
右房室瓣　　　　　　　　　　　　　　左心室
右心室　　　　　　　　　　　　　　　心内膜
下腔静脉　　　　　　　　　　　　　　心肌层
　　　　　　　　　　　　　　　　　心外膜

图 2-20　心脏内部结构图

脉搏也称心率，它是心脏的节律性收缩和舒张，心脏每收缩和舒张一次，称为一个心动周期。心率是心脏每分钟跳动的次数。心率快时，心动周期缩短；心率慢时，心动周期延长。正常人的安静脉搏为 60～100 次/分钟。脉搏是了解人体心血管系统功能的简易可行的指标，对早期发现人体心血管疾病具有一定的现实意义。正常人在运动后、饭后、酒后、精神紧张及兴奋时均可使脉搏加快，但很快可恢复正常水平。长期进行体育锻炼的人或运动员的脉搏较慢。

在心动周期中，由于心肌收缩或舒张、心瓣膜关闭、血液流动引起机械振动而产生的声音，称为心音。借助听诊器，在胸壁的一定部位一般可听到两个心音，第一心音(左侧第五肋间隙心尖处)标志心室收缩的开始，称为心缩音，音调低，历时较长，第二心音(第二肋间靠近)标志心室舒张的开始，也称为心舒音。心脏周围的组织和体液都能导电，心脏好比电源，在每个心动周期中，心电变化都可通过心周围导电组织和体液反映到身体表面，将测量电极放置在人体表面一定部位记录出来的心电变化曲线，称为"心电图"。

2. 血管

血管是血液循环的通道，分为动脉、静脉和毛细血管。动脉是运送血液离开心脏流向全身的血管。静脉是把血液从身体各处送回心脏的血管。毛细血管是连通最小的动脉和静脉之间的血管。其他详细内容见本章最后一页二维码。

3. 血液循环

血液沿着心脏、动脉、毛细血管、静脉往返不止、周而复始地流动，称为血液循环。根据血液循环途径的不同，可分为体循环和肺循环。其他内容见章末二维码内容。

总血液循环路线如图 2-21 所示。

肺静脉 → 左心房 → 左心室 → 主动脉 → 各级动脉

↑ ↓

肺部毛细血管 全身毛细血管

↑ 上

肺动脉 ← 右心室 ← 右心房 ← 腔静脉 ← 各级静脉

下

图 2-21　总血液循环路线

血液循环模式如图 2-22 所示。

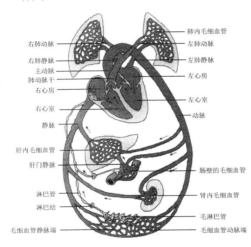

图 2-22　血液循环模式

4. 血压

血压是指心脏收缩时血液流经动脉管腔内对管壁产生的侧压力，是心室射血和外周阻力共同作用的结果。心率、心输出量、血管的外周阻力和动脉弹性等因素都与血压的变化有密切关系。一般所说的血压是指动脉血压，心室收缩时，主动脉压急剧升高，在收缩期的中期达到最高，这时的动脉血压值称为收缩压，收缩压主要反映心脏每次搏动输出血量的多少。心室舒张时，主动脉压下降，在心舒末期舒张压主要反映外周阻力的大小。血压是检查和评价心血管系统功能的重要指标。血压过低或过高都会给机体带来严重影响。血压维持在正常范围内，对于保证全身各器官系统功能具有十分重要的意义。因此血压是评价成年人体质状况和衡量健康水平的一个重要指标。

血压通常是以右上臂肱动脉血压为标准。正常成人安静时收缩压为 90～140mmHg，舒张压为 60～90mmHg，脉压差为 30～40mmHg。通常一个人若收缩压高于 140mmHg，舒张压高于 90mmHg，有高血压倾向；若收缩压低于 90mmHg，舒张压低于 60mmHg，有低血压的倾向，需要注意，但也要全面考虑遗传和其他因素。

(二)淋巴循环(见本章末二维码)

(三)冠状循环(见本章末二维码)

三、大学生血液循环系统的特点及卫生

大学生心脏的重量、容量、血管弹力发育接近成人水平,心脏的重量及外形接近成人,但要到 35 岁左右,才能完全发育成熟。青春后期,在血压方面,男性的收缩压升高,脉压增宽;女性则心率较快。在兴奋时,男性容易出现收缩压偏高,而女性多心动过速。

(一)血液

1. 大学生关注的献血好不好问题

适量献血不会影响健康,坚持长期适量献血的人,由于骨髓造血系统不断受到激发,新鲜血细胞的比例明显高于未献过血的人。献血也会降低血液黏稠度,对心脑血管系统有良好的影响,对减少心脑血管病的发病率具有积极的预防作用。铁质是人体不可缺少的元素之一,但铁质超过正常值的 10%,患癌症的机会就会增加,唯一的方法是通过流血排出过多的铁质,因而鼓励体内铁质含量过高的男士们定期献血。

血细胞也有衰老死亡的过程。红细胞的平均寿命约 120 天。衰老的红细胞多在脾、骨髓和肝等处被巨噬细胞吞噬,同时由红骨髓生成和释放同等数量红细胞进入外周血液,维持红细胞数的相对恒定。

中性粒细胞在体内起着重要的防御作用。中性粒细胞吞噬细胞后,自身也常坏死,成为脓细胞。中性粒细胞在血液中停留 6～7 小时,在组织中存活 1～3 天。

嗜酸性粒细胞具有抗过敏和抗寄生虫作用。在患过敏性疾病或寄生虫病时,血液中嗜酸性粒细胞增多。它在血液中一般仅停留数小时,在组织中可存活 8～12 天。

嗜碱性粒细胞的颗粒内含有肝素和组胺,可被快速释放,肝素具有抗凝血作用,组胺和白三烯参与过敏反应。嗜碱性粒细胞在组织中可存活 12～15 天。

单核细胞是巨噬细胞的前身,它在血流中停留 1～5 天后,穿出血管进入组织和体腔,分化为巨噬细胞。单核细胞和巨噬细胞都能消灭侵入机体的细菌,吞噬异物颗粒,消除体内衰老损伤的细胞,并参与免疫,但其功能不及巨噬细胞强。

血小板还有保护血管内皮、参与内皮修复、防止动脉粥样硬化的作用,血小板寿命为 7～14 天。

据统计,无偿献血人群年龄结构中 18～28 岁所占的比例最大,呈现明确的年轻化特征。高校学生是无偿献血队伍中的中坚力量,对献血事业有着重要意义,这是由于青年学生是社会中最活跃的群体,认为自己的奉献而延续了他人的生命是十分值得的。所以,大学生要学习献血知识,消除紧张心理,懂得自我爱护。

2. 大学生献血注意事项

(1) 献血前三天不要服药，献血前不饮酒，保持睡眠充足，不宜做剧烈运动。献血当天应按往常的习惯进餐，但不宜吃肥肉、鱼、油条等高脂肪或高蛋白食物。

(2) 身体各项指标要达到标准，高压要符合 90～140mmHg，低压符合 60～90mmHg，脉压差≥30mmHg，脉搏 60～100 次／分钟，体温正常。

(3) 献血后要注意，针眼处要压迫 5～10 分钟，避免血液渗出；针眼 24 小时内不要沾水，保持清洁；针眼不要揉搓，献完血后，观察 10 分钟再离开。

(4) 献血后当天不要从事体育比赛、通宵娱乐等活动，要注意休息，膳食要均衡，营养要适中，不要进食过量。

(5) 男女生体重过轻 (低于标准体重 20%)、重度近视(600 度以上)、患有传染疾病的不宜献血。

(6) 要到国家正规的血站献血，每年不要超过两次。

无偿献血者用自己的鲜血延续、挽救了他人的生命，使心灵得到慰藉，使人生更加充实，是一件非常有意义的事。

(二)血型

血型是血细胞膜上特异性抗原的类型，这些抗原是人体免疫系统识别"自我"与"异己"的标志。一般所说的血型是指红细胞膜上特异性抗原的类型，若将血型不同的两个人的血液滴加在玻片上并使之混合，则红细胞可凝集成一簇簇不规则细胞团，这个现象称为红细胞凝集。当给人体输入血型不相容的血液时，在血管内发生红细胞凝集和溶血，可危及生命。

2002 年国际输血协会(ISBT)血型命名委员会确认红细胞血型系统有 25 个，其中与临床关系最密切的血型系统是 ABO 血型系统和 Rh 血型系统。

1. ABO 血型系统

1) 凝集原和凝集素关系

ABO 血型系统的分型是根据红细胞膜上 A 凝集原和 B 凝集原的有无和种类分为四型。红细胞膜上含有 A 凝集原的就是 A 型，A 型血的血清中含有抗 B 的凝集素；红细胞膜上含有 B 凝集原的就是 B 型，血清中含有抗 A 的凝集素；红细胞膜上两种凝集原都不含有的就是 O 型，血清中含有抗 A 和抗 B 凝集素；红细胞膜上两种凝集原都含有的就是 AB 型，血清中不含凝集素。

ABO 血型中凝集原与凝集素如表 2-1 所示。

表 2-1　ABO 血型中的凝集原与凝集素

血型	凝集原		凝集素	
	A 凝集原	B 凝集原	抗 A 凝集素	抗 B 凝集素
A 型	有	无	无	有
B 型	无	有	有	无
AB 型	有	有	无	无
O 型	无	无	有	有

2) ABO 血型鉴定

用抗 A 和抗 B 血清试剂，鉴定血型的方法非常简单，在生理实验室，取双凹玻片，一面滴上抗 A 血清，一面滴上抗 B 血清。用一次性采血针采取被测者左手无名指的指血，分别用牙签蘸取一滴血液，分别放入含有抗 A 和抗 B 血清中，分别用牙签搅拌，观察结果：A 凝 A 型、B 凝 B 型、都不凝集 O 型，全都凝集 AB 型。

血型鉴定如表 2-2 所示。

表 2-2　血型鉴定

抗 A 血清	抗 B 血清	鉴定血型
+	−	A
−	+	B
+	+	AB
−	−	O

2. Rh 血型系统

Rh 血型系统是继 ABO 血型系统之后被发现的又一个红细胞血型系统。该血型系统的红细胞膜上已发现有 40 多种抗原，与临床关系密切的有 D、E、C、c、e 五种抗原，其中以 D 抗原的抗原性最强。凡红细胞膜上含有 D 抗原者称为 Rh 阳性，无 D 抗原者称为 Rh 阴性。

Rh 血型系统的特点是血清中不存在天然抗体，但 Rh 阴性者经 D 抗原刺激后可产生抗 D 抗体。当 Rh 阴性者第一次接受 Rh 阳性者的血液，不会发生凝集反应，但 Rh 阴性者经输血后会产生抗 D 抗体。若再次接受 Rh 阳性者的血液，就可发生红细胞的凝集反应而溶血。若 Rh 阴性的母亲怀有 Rh 阳性的胎儿，在分娩时胎儿的红细胞或 D 抗原可以进入母体，母体经刺激后产生抗 D 抗体。若再次孕育 Rh 阳性胎儿，母体内的抗 D 抗体就会通过胎盘与胎儿红细胞膜上的 D 抗原发生凝集反应，引起胎儿死亡或新生儿溶血。因此，对 Rh 阴性者的输血及多次妊娠的妇女应特别重视。

3. 输血原则

输血是治疗某些疾病、抢救失血伤员和保证手术顺利进行的重要手段。为了安全和有效地输血，必须遵守输血原则。输血的根本原则就是要避免发生凝集反应，首选同型输血。

由于血液中存在多种血型系统，即使是 ABO 血型系统，也存在着多个亚型，为避免亚型之间发生凝集反应，即便同型输血，也必须进行交叉配血试验。

交叉配血试验分为主侧与次侧：主侧试验，即把供血者的红细胞与受血者的血清相混合；次侧试验，即把受血者的红细胞与供血者的血清相混合。

(三)预防心血管病应始于年轻时候

大学阶段是饮食习惯、生活方式进一步形成的时期。应控制胆固醇和饱和脂肪酸的摄入量，同时，宜少盐，为其提供合理的膳食。从年轻时就预防动脉硬化，可以使他们受益终生。有的大学生严重挑食、偏食，致使合成血红蛋白所需的铁和蛋白质等原料不足，容易发生缺铁性贫血。如果维生素 B_{12} 和叶酸等不足，可导致营养性巨幼红细胞贫血，虽然它们不是直接的造血原料，但由于它们与红细胞的发育成熟有关，若不足，影响红细胞的成熟。所以，应纠正学生挑食、偏食的毛病，适当增加含铁和蛋白质较为丰富的食物，如猪肝、瘦肉、大豆等。

某些药物及放射性污染对造血器官危害极大，可导致血液中的白细胞吞噬病菌能力降低，人体发生感染。经常锻炼身体，可以使心肌收缩力加强，促进血液循环，增强造血功能。所以每天都应进行体育锻炼和户外活动，运动前做好准备活动，运动后做好整理活动，剧烈运动时不可立即停止，以免造成暂时性贫血。剧烈运动后，不宜立刻喝大量的水，以免过多的水分吸入血液而增加心脏的负担。如果运动时出汗过多，可喝少量的淡盐开水，以维持体内无机盐的平衡。

大学生的脉搏很容易受内外各种因素的影响而不稳定，如哭泣、进餐、发热、运动等都会影响脉搏。因此，测量脉搏应在安静时进行。凡脉搏显著增快而在睡眠时不减少者，以及在劳累、走路时出现口周青紫、心慌气短等表现者，应怀疑是否有器质性心脏病，要及时就医。要养成按时睡觉的习惯，因为安静时需要的血液量比活动时少，这样可以减轻心脏的负担。

第四节　消 化 系 统

消化系统的基本生理功能是摄取、转运、消化食物和吸收营养、排泄废物。食物中的营养物质除维生素、水和无机盐可以被直接吸收利用外，蛋白质、脂肪和糖类等物质均不能被机体直接吸收利用，需先消化管内被分解为结构简单的小分子物质。食物在消化管内被分解成结构简单、可被吸收的小分子物质的过程就称为消化。这种小分子物质透过消化管黏膜上皮细胞进入血液和淋巴液的过程就是吸收。对于未被吸收的残渣部分，消化道则通过大肠以粪便形式排出体外。

一、消化系统的组成与功能

消化系统由消化道和消化腺组成。消化道包括口腔、咽、食管、胃、小肠、大肠(包括盲肠、结肠和直肠三部分。盲肠有一孔通向阑尾，阑尾为一盲管)和肛门。消化腺主要有唾液腺、胃腺、肠腺、肝脏和胰腺等。消化腺能分泌消化液，消化液含有水、无机盐和多种消化酶，能分别消化分解不同的营养物质。

消化系统组成如图 2-23 所示。

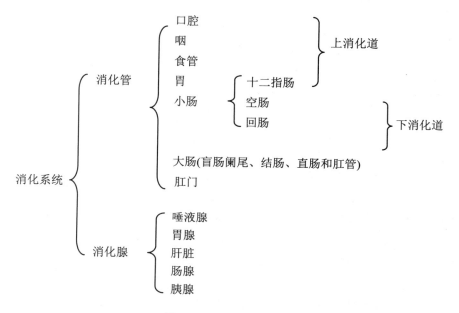

图 2-23　消化系统组成

消化系统模式如图 2-24 所示。

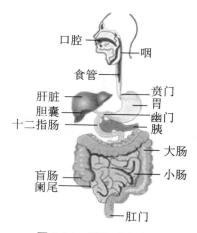

图 2-24　消化系统模式

需要记住的是：口腔是消化管的起始部；食管是消化管最狭窄的部分；胃是消化管最膨大的部分；小肠是消化管最长的一段；大肠是消化管的末段，长约 1.5 米。

(一)口腔

口腔是消化道的起始部分，包括牙齿、舌，还有三对唾液腺的开口。口腔前壁为上、下唇，借口裂通外界，侧壁为颊，上壁为腭，下壁为口腔底，后界经咽峡与咽相通，咽峡由腭垂、两侧的腭舌弓及舌根共同围成，是口腔和咽的分界，如图 2-25 所示。

1. 舌

舌的形态，上面看如图 2-26 所示。舌体占舌前 2/3，舌根占舌后 1/3，舌尖是舌的前端。舌的下面是舌系带。如图 2-27 所示。舌面上有味蕾，能辨别味道；舌能帮助搅拌和吞咽食物，舌还是语言的重要器官。

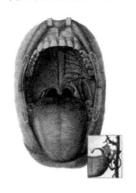

图 2-25 咽的形态

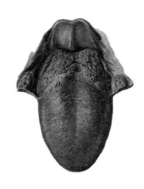

图 2-26 舌的上面

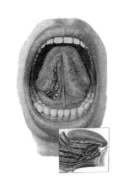

图 2-27 舌的下面

2. 牙齿

牙齿是人体最坚硬的器官,人一生有两副牙齿,即乳牙(如图 2-28 所示)和恒牙(如图 2-29 所示)。牙齿的外形包括三部分(如图 2-30 所示)：长在牙槽骨中的叫牙根，露在口腔中的叫牙冠，牙根与牙冠之间叫牙颈。在牙冠部分，牙本质外层为乳白色的牙釉质，极坚硬，损坏后不能再生。在牙根部位，牙本质外层是牙骨质。牙中空腔为牙髓腔，充满着牙髓，有丰富的血管和神经，牙受龋蚀波及时伴有剧烈的疼痛。牙齿主要由牙本质构成，如图 2-31 所示。

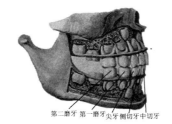

图 2-28 乳牙

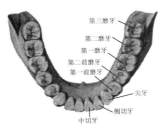

图 2-29 恒牙

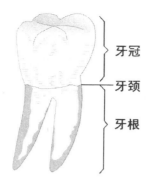

图 2-30　牙齿的外形模式

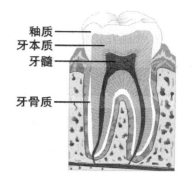

图 2-31　牙齿的结构模式

3．唾液腺

唾液腺包括腮腺、下颌腺和舌下腺，能分泌唾液进入口腔，如图 2-32 所示。唾液含水分、淀粉酶、溶菌酶等，具有消化食物、杀菌、抗菌、保护胃黏膜等作用。

4．咽

前后略扁的漏斗形肌性管道，上至颅底，下在第六颈椎下缘续食管，向前分别与鼻腔、口腔和喉腔相通。咽分三部分：鼻咽部、口咽部、喉咽部，如图 2-33 所示。

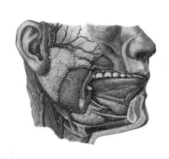

图 2-32　唾液腺

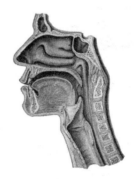

图 2-33　咽部

(二)食管

食管是前后略扁的肌性管道，上端在第 6 颈椎下缘起于咽，经胸廓上口入胸腔，穿膈的食管裂孔入腹腔，续于胃的贲门。

食管有三个狭窄的部位，第一个狭窄部距中切牙 15cm，第二个狭窄部距中切牙 25cm，第三个狭窄部距中切牙 40cm，这三个部位是食道疾病好发的部位。食管的结构如图 2-34 所示。

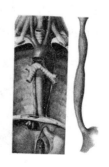

图 2-34　食管及三个狭窄部

(三)胃

胃是消化道中最膨大的部分，位于腹腔左上方。胃的上端与食道相通处叫贲门，下端与十二指肠相通处叫幽门。胃壁内表面为黏膜层，可分泌胃液。胃液是胃腺分泌的一种无色、酸性液体，胃液中含有盐酸、胃蛋白酶、黏液、内因子和无机盐等。胃酸的作用是激活胃蛋白酶原，杀灭随食物进入胃的细菌，使食物中蛋白质变性，易于分解，可促进胰液、胆汁和小肠液的分泌，形成酸性环境，有利于铁、钙在小肠的吸收。

胃能暂时贮存并初步消化食物，成人的胃容量一般为1000～2000毫升，胃壁的运动使食物进一步被磨碎，并与胃液充分混合成食糜以利于化学性消化。

食物入胃后5分钟，胃开始蠕动，在蠕动中，胃内的食物不断被搅拌、研磨并与胃液充分混合成食糜，食糜被推送入十二指肠。胃排空速度与食物性状和化学组成有关，流质食物比固体食物排空快，一般水需要10分钟即可排空，糖类需2小时以上，蛋白质较慢，脂肪更慢，需5～6小时，一般混合性食物胃的排空需4～5小时。

胃壁的结构如图2-35所示。

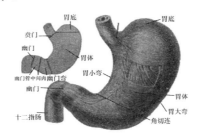

图2-35　胃

(四)肠

小肠上起幽门，下续盲肠，全长5～7m，分十二指肠、空肠和回肠，如图2-36所示。小肠与胃相接的部分叫十二指肠，这里是胰腺导管和胆总管的开口。空肠主要位于左上腹，管径较粗，管壁较厚，回肠主要位于右下腹，管径较细，管壁较薄。小肠内壁有肠腺，可分泌肠液。小肠内的消化液主要包括小肠液、胰液和胆汁等各种消化酶。

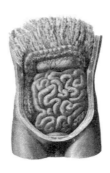

图2-36　小肠

小肠是吸收的主要部位,原因如下。

(1) 小肠长 5～7m,食物在小肠内停留时间长,保证了吸收时间。

(2) 小肠黏膜表面积大。腔面有环行皱襞、小肠绒毛、微绒毛三级结构,使小肠黏膜吸收面积可达 $200m^2$ 左右。

(3) 小肠绒毛内有丰富的毛细血管和毛细淋巴管。绒毛活动,可促进血液和淋巴液流动,有助于吸收。

(4) 食物在小肠内已被消化为适于吸收的小分子物质。因此,小肠是人体内消化和吸收的重要场所,小肠内的消化是整个消化过程中最重要的阶段。

(五)大肠

大肠可分为盲肠、阑尾、结肠、直肠和肛管五部,如图 2-37 所示。结肠和盲肠的形态特征有结肠带、结肠袋、肠脂垂。盲肠位于右髂窝内,与回肠、结肠、阑尾连接。阑尾位于右髂窝内,连于盲肠的后内侧壁。 三条结肠带的汇合处,是手术中寻找阑尾的标志,如图 2-38 所示。结肠起自盲肠上端,至第 3 骶椎平面移行为直肠,分为升结肠、横结肠、降结肠与乙状结肠 4 部分,如图 2-39 所示。肛管上为盆膈平面,下止于肛门,长约 4cm,平时处于收缩状态,如图 2-40 所示。

食物经小肠消化分解吸收后剩下的食物残渣进入大肠。大肠能暂时贮存食物残渣,吸收其中的水分、无机盐和部分维生素,并能利用肠内某些物质合成维生素 K。食物残渣最后形成粪便,经大肠蠕动推送到直肠、肛门排出体外。

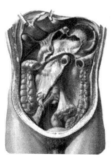

图 2-37 大肠

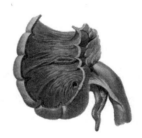

图 2-38 阑尾

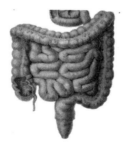

图 2-39 结肠

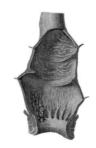

图 2-40 肛管

(六)肝胆

肝脏是人体最大的消化腺，位于腹腔的右上部。肝脏具有代谢、解毒、分泌和防御功能。肝脏分泌胆汁，暂时贮存于胆囊中，胆汁是一种有苦味的浓稠液体，颜色从金黄色到深绿色不等，胆汁的主要成分是胆盐。

胆盐的作用如下。

(1) 胆盐可使脂肪乳化成脂肪微滴，增加脂肪与胰脂肪酶的接触面，有利于脂肪的分解。

(2) 胆盐达到一定浓度可聚合成微胶粒，与脂肪的分解产物形成水溶性复合物，有利于脂肪的吸收。

(3) 促进脂肪分解产物的吸收，同时促进脂溶性维生素(A、D、E、K)的吸收。

肝的外部形态如图 2-41 所示。

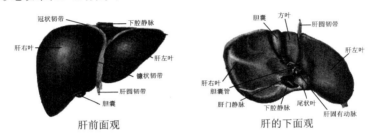

图 2-41　肝(前面观和下面观)

(七)胰腺

胰腺分泌胰液进入小肠，能中和胃酸，保护肠黏膜。胰的表面包有结缔组织被膜，实质由外分泌部和内分泌部组成。外分泌部占胰的绝大部分，分泌胰液，导管由小到大，逐级汇合，最后合成胰管，胰管贯穿胰实质的全长。胰管与胆总管汇合，开口于十二指肠。

胰液内含有胰脂肪酶、胰蛋白酶和胰淀粉酶等，这些酶可促使三大营养物质的分解。内分泌部又称胰岛，分布在外分泌部腺泡之间大小不一的细胞团，没有导管，细胞团内细胞常呈索状排列，细胞索之间有丰富的毛细血管，其功能是分泌胰岛素和胰高血糖素，来调节体内糖的代谢。

二、大学生消化系统的特点和卫生

大学生的消化系统各器官已经生长发育成熟，需要注意的是在生活中如何形成良好的饮食习惯，保护自己不受伤害。

(一)牙齿

建议大学生要定期检查牙齿，应每半年检查一次牙齿，发现龋齿，及时治疗。培养早晚刷牙、饭后漱口的习惯。刷牙时里里外外都要刷，仔细刷牙才能有效地去除"牙菌斑"。

教育学生不要用牙咬坚硬的东西，比如啤酒瓶盖，避免牙齿受外伤。

膳食要均衡，钙、磷等无机盐是构成牙齿的原料，需要从饮食中获取，多吃含钙多的食物，比如牛奶、禽畜的瘦肉、坚果等。人的皮肤经阳光中的紫外线照射后，可以产生维生素 D，促进钙、磷的吸收。若牙齿排列不整齐，可去口腔医院进行矫正，若是第三磨牙上下不能相对咬合，造成牙齿排列不整齐，可进行拔除。

(二)胃、肠

大学生正处在消化吸收的高峰期，胃壁肌肉坚固结实，伸展性较强，胃的容量大，且消化能力较强。但消化器官与身体其他器官一样，活动是有规律的，不注意爱护，久而久之会出现问题，以下一些不良的行为习惯会伤害消化系统。

(1) 不注意饮食卫生，喜欢光顾街边风味小吃。街边小吃存在卫生隐患，小摊贩通常没有卫生许可证，食品卫生得不到保障。餐具不经过消毒就再一次使用，很容易造成交叉传染，对身体健康也会产生极大的危害，一次性餐盒和纸杯也达不到卫生标准。

(2) 愿意吃零食，方便食品、烧烤、宵夜、饮酒等，这些食品通常含有致癌物质，为今后的健康埋下隐患。

(3) 大部分大学生晚睡晚起，由于起床晚，睡得晚，因此晚上需求的能量比较高，早上对能量的需求相对要低。若饮食过度，超过了脾胃的正常运化食物量，耗费过多的胆汁等消化液来消化，反而对机体造成负担，可造成抵抗力下降，易患某些疾病。如果进食量过大而活动量不足，多余的能量就会在体内以脂肪的形式积存即增加体重，久而久之会发胖。

所以，大学生要建立合理的饮食制度，养成良好的饮食习惯。不能暴饮暴食，要定时定量；饭菜要新鲜，营养要丰富；要注意饮食的清洁卫生，防止病从口入；应养成细嚼慢咽的习惯，不吃汤泡饭，少吃零食，不挑食；饭前饭后不要进行剧烈运动，以免抑制消化，影响食物的吸收，引起胃痛胃胀，消化不良，严重会患浅表性胃炎、胃溃疡等疾病；培养定时排便的习惯，多运动，多吃蔬菜水果等含粗纤维较多的食物，多喝开水，都可促进肠道蠕动，预防便秘；胃肠也是情绪器官，少生气，保持良好心情。

第五节　泌尿系统

人体新陈代谢产生的代谢产物，二氧化碳和一部分水由呼吸系统通过呼吸排出体外，一部分废物由皮肤通过汗液排出，大部分废物则是通过泌尿系统，以尿的形式排出体外。

一、泌尿系统的组成和功能

泌尿系统由肾、输尿管、膀胱和尿道组成，主要功能是排出溶于水的代谢产物。

泌尿系统结构模式如图 2-42 所示。

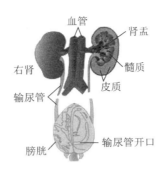

图 2-42　泌尿系统结构模式

泌尿系统的组成如图 2-43 所示。

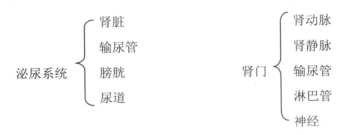

图 2-43　泌尿系统的组成

(一)肾脏的位置和结构

　　肾的形态似蚕豆形，位于腹腔后上部。左肾上平 12 胸椎上缘，下平第三腰椎上缘；右肾上平 12 胸椎下缘，下平第三腰椎下缘。上端宽而薄，下端窄而厚。前面隆凸，后面平坦。外侧缘隆凸，内侧缘凹陷，肾门向肾实质凹陷，是肾动脉、肾静脉、输尿管的出入口。肾实质分为皮质和髓质，肾皮质细粒状，红褐色，伸入髓质的部分为肾柱。肾髓质呈锥体形，有 15～20 个，锥体的尖端为肾乳头，有乳头管的开口于肾小盏(7～8 个)，每 2～3 个肾小盏汇合为肾大盏，最后形成肾盂，移行为输尿管。

　　肾脏的位置如图 2-44 所示。肾的结构和基本单位如图 2-45 所示。

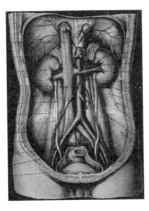

图 2-44　肾的位置

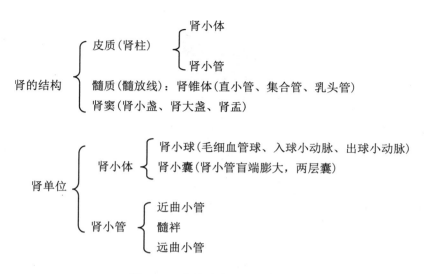

图 2-45　肾的结构和基本单位

(二)尿的生成

1. 尿的生成包括三个过程

(1) 肾小球的滤过作用。当血液流经肾小球毛细血管时,血浆中的水和小分子溶质通过滤过膜进入肾小囊囊腔形成滤过液(原尿)的过程,称为肾小球的滤过作用。肾小球滤过的前提条件是有足够的肾血浆流量,滤过的结构基础是滤过膜,滤过的动力是肾小球有效滤过压。滤液除大分子蛋白质、血细胞外,肾小囊囊腔内滤液与血浆成分几乎相同。

(2) 肾小管和集合管的重吸收作用。当原尿流经肾小管时,水及溶质经肾小管和集合管上皮细胞进入血液的过程,称为肾小管和集合管的重吸收。选择性重吸收即对身体有用的物质全部(如葡萄糖)或大部分(如水、Na^+ 等)重吸收,而基本没有用的或作用比较小的物质就小部分(如尿素)或完全不被重吸收(如肌酐)。这样有利于排出代谢废物,维持细胞外液中各种成分的稳定。有限性重吸收即当血浆中某种物质浓度过高(如葡萄糖),使小管液中该物质含量过多时,就不能完全被重吸收,从而尿中就出现该物质(糖尿)。

(3) 肾小管和集合管的分泌作用。指肾小管和集合管上皮细胞将细胞内或血浆中某些物质转运至小管液的过程。

肾不断地生成尿液,经输尿管的蠕动输送入膀胱,膀胱可存尿液和间歇性排放尿液。正常成人每昼夜排尿量为 1~2 升,平均 1.5 升。若长期保持每昼夜尿量 2.5 升以上,称为多尿;每昼夜尿量持续在 0.1~0.5 升,称为少尿或不足;少于 0.1 升为无尿。尿量的变化不仅影响机体水的平衡,还影响体内代谢垃圾的排出量。0.5 升尿液是溶解必要排泄物的最低量。机体出现少尿或无尿时,代谢产物不能全部排出,积聚在体内,可导致水、电解质与酸碱平衡紊乱,严重影响机体的正常生命活动。

2. 肾的作用

(1) 生成尿液，维持水的平衡。

(2) 排出人体的代谢产物和有毒物质，如尿素、尿酸、肌酐等含氮物质。肾脏能把这些废物排出体外，从而维持正常的生理活动。

(3) 维持人体的酸碱平衡。肾脏能够把代谢过程中产生的酸性物质，通过尿液排出体外，同时重吸收碳酸氢盐，并控制酸性和碱性物质排出量的比例，维持酸碱平衡。

(4) 分泌或合成一些物质，调节人体的生理功能。如分泌与调节血压有关的肾素、前列腺素，分泌红细胞生成素，若分泌减少可引起贫血。

二、大学生泌尿系统的特点和卫生

大学生肾功能发育正常，新陈代谢旺盛，需要水分多，膀胱容量较大，贮尿功能强。大学生的大脑皮层发育完善，对排尿约束能力强。

女性尿道短，尿道离阴道、肛门都很近，易发生尿路感染；男生尿道较长，但有包茎者，可因积垢而引起上行感染，所以要注意泌尿系统的卫生保健。

(一)养成及时排尿习惯

(1) 大学生要养成定时排尿的习惯，不要长时间憋尿，以免尿液逆流。

(2) 大学生保证每天喝 1500～1700ml 的白开水，不要等到渴的时候才喝水，要根据饮食情况定时定量喝水，促进血液循环和新陈代谢，这样才能有规律排尿。

(二)养成良好卫生习惯

(1) 养成每晚睡前清洗外阴的习惯，要有专用毛巾、盆，毛巾要经常更换或消毒。

(2) 体育活动时不要席地而坐，以免着凉、肚子疼痛，男同学运动过后不要用凉水冲澡。

(3) 每天适量喝水，既可满足机体新陈代谢的需要，及时排泄废物，又可通过排尿起到清洁尿道的作用。

(4) 女同学擦大便要从前往后擦，以免粪便中的细菌污染尿道。保持会阴部卫生、预防尿路感染。

第六节 生 殖 系 统

人类繁衍后代是通过生殖系统完成的，生殖系统可分为外生殖器和内生殖器两部分。

一、男女生殖系统的结构和功能

(一)男性生殖系统结构

男性生殖系统是男性生殖繁衍后代的器官，由内、外生殖器 2 个部分组成。外生殖器包括阴囊和阴茎；内生殖器包括生殖腺体(睾丸)、排精管道(附睾、输精管、射精管和尿道)，以及附属腺体、精囊腺、前列腺和尿道球腺。男性生殖器到青春期时开始发育，发育成熟后即具有了生殖的功能。

男性生殖系统结构如图 2-46 所示。

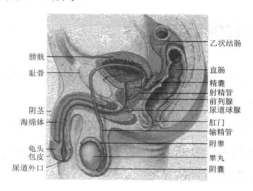

图 2-46　男性生殖系统结构

男性生殖系统组成如图 2-47 所示。

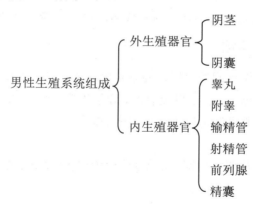

图 2-47　男性生殖系统组成

男性生殖系统的结构内容见本章末二维码。

(二)女性生殖系统结构

女性生殖系统包括内、外生殖器官及相关组织。女性内生殖器，包括阴道、子宫、输卵管及卵巢。女性外生殖器指生殖器官的外露部分，又称外阴，包括阴阜、大阴唇、小阴唇、阴蒂、阴道前庭。

女性生殖系统结构如图 2-48 所示。

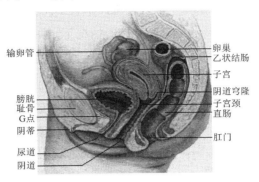

图 2-48　女性生殖系统结构

女性生殖系统组成如图 2-49 所示。

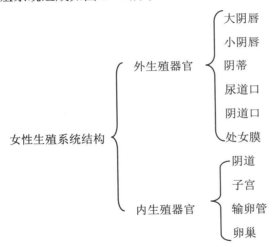

图 2-49　女性生殖系统组成

女性生殖系统的结构内容见本章末二维码。

二、大学生生殖系统的特点和卫生

大学新生年龄在十七八岁左右，正是青春期，是人生中最具活力、身心变化最突出的时期。女性具有皮肤细腻、骨盆变宽大、乳房隆起、声调高细等特点。男性具有高大的身躯、粗壮的肌肉、突出的喉头、低沉的声音以及长出胡须、汗毛加重等特点。女性的雌激素促进长骨骨骺愈合，且有脂肪沉积作用。另外，下丘脑的功能差异使女性出现周期性神经内分泌变化，因而导致垂体、性腺及附性器官的周期性变化，表现为月经周期。

(一)男生生殖系统注意事项

(1) 动物实验证明，睾丸产生精子或制造雄性激素都需要较低的温度。当温度升高时，阴囊常伸展，呈松弛状态，皱襞消失。在寒冷的情况下，阴囊缩小，出现皱襞，并与睾丸紧贴。阴囊的收缩或舒张可以调节阴囊内温度，以适合于精子的生长与发育。阴囊皮肤为男性性敏感区之一，性兴奋时，阴囊收缩、增厚并提升。

睾丸的细胞中，生精细胞对机体内外环境条件的改变最为敏感，如温度、超声波、微波、电离辐射、磁场、药物、全身性疾病、内分泌、维生素、微量元素、烟、酒等，这些物理、化学、生物因素，都会不同程度地干扰精子的产生。

所以建议男生不要穿过瘦的牛仔裤，也不要无节制抽烟喝酒，更不要在网吧、游戏厅等环境中熬夜，从生殖系统角度考虑，这样不利于精子成活，影响未来生育。

(2) 大学生成年后，有包茎和包皮过长现象。包茎是包皮口狭小或仍然与阴茎头粘连，使包皮不能上翻或阴茎头仍然不能外露。包皮过长是包皮虽然全部包盖阴茎头和尿道口，但经上翻可以露出的。危害是阴茎包皮内皮脂腺所分泌的皮脂，因积聚形成豆腐渣样的包皮垢，它的慢性刺激，加上细菌感染，可以出现炎症，长期的反复发炎是诱发阴茎癌的重要病因。尿道口粘连狭窄会导致排尿困难，久而久之，可以发展成低位慢性尿路梗阻，造成肾功能的损害。

防治包茎应及早进行包皮环切手术。包皮过长应常清洗包皮垢，如仍经常发炎，也以包皮环切为好，一旦出现包皮嵌顿，必须立即求医，及时处理。

(3) 精液作用。精液是由男性性腺和附属性器官分泌的乳白色、带有特殊气味的液体，人类的精液由精子与精浆组成。生化分析常是考核男性生育能力的检查，常用于了解射精过程有无障碍，对男性生殖缺陷的鉴别，以及对内分泌功能评估。精液成分的定量测定与理化分析，可以判断睾丸功能与疾病状态，依此来确定生殖水平及健康状况。

(二)女性生殖系统注意事项

(1) 定期体检。女性要保护自身的美丽和健康，必须要了解自身的身体构造、各个生理阶段的特点、生殖周期的内分泌变化。

(2) 保持生殖器官内外清洁，预防妇科炎症。女性阴道为酸性环境，有自洁作用。不要用各种洗液冲洗阴道，会杀死对身体有益的阴道杆菌，降低局部抵抗力，增加感染机会。用温开水冲洗即可。

(3) 寒从脚下起。女生手脚易冷，容易着凉，注意脚、小腹、背部的保暖，特别是脚、踝部不要着凉，否则容易造成痛经，不要为了美丽而忽视健康。

(4) 促进血液循环。不要穿太紧的紧身裤或束腰，不要久坐不动，否则容易造成生殖系统血液循环不畅，压迫盆腔生出炎症。

(5) 不要吃冷凉的食物、不要盲目节食。多喝热饮，多运动，多吃营养丰富的食物，保证生殖系统健康。

第七节　内分泌系统

1902 年，英国生理学家 Bayliis 和 Starlling 在实验中证实了一个可引起胰液分泌的化学物质，并且创用了源于希腊文的 hormone 即"激素"一词。他们的发现宣告了内分泌学的诞生。

内分泌系统是人体的调节系统，内分泌腺释放的化学物质叫激素。激素是指由内分泌腺和散在的内分泌细胞所分泌的高效能生物活性物质。激素对人体的生长发育、性成熟以及物质代谢等有着重要的作用。激素按化学本质可分为两大类，一类是含氮类激素，另一类是类固醇激素。激素作用的一般特性有特异性、高效性、传递性和相互作用性。

人体内的主要内分泌腺有：脑垂体、松果体、甲状腺、甲状旁腺、肾上腺、胰腺、胸腺及性腺等。对人的生长发育影响较大的内分泌腺主要有脑垂体和甲状腺。

一、脑垂体

脑垂体位于大脑底部，成年人垂体重 0.5～0.6g，受下丘脑的控制。脑垂体能分泌多种激素，对人的生长、发育及成熟起着重要作用，并能调节其他内分泌腺的活动。

垂体包括腺垂体和神经垂体。腺垂体分泌生长激素、催乳素、促甲状腺素、促肾上腺皮质激素和促性腺激素。神经垂体分泌抗利尿激素和催产素。

生长激素可促进组织器官的生长，特别是骨骼的生长，夜间入睡之后，生长激素才大量分泌，所以，儿童睡眠时间不够，睡眠不安，生长激素的分泌减少，就会影响身高的增长，使遗传的潜力不能充分发挥。在幼年时期，若脑垂体所分泌的生长激素不足，可发生"侏儒症"，患者生长发育迟缓，身材矮小，性器官发育不全，但智力一般正常，这与甲状腺功能低下所引起的呆小症患者不同，若幼年时期生长激素分泌过多，则过度生长，称为"巨人症"。促甲状腺素可促进甲状腺的发育及甲状腺素的合成与分泌。促性腺激素可促进性腺的发育和分泌，性器官的发育成熟及生殖细胞的成熟。抗利尿激素使尿量减少，催产素促进乳汁排出和子宫收缩。

二、甲状腺

甲状腺位于颈前部，喉与气管的两侧，重20～40克，是人体最大的内分泌腺。甲状腺能分泌甲状腺素，碘是合成甲状腺素的主要原料，在一些偏远山区，由于水土缺碘，人们患上了"地方性甲状腺肿大"，即大脖子病。

甲状腺素可调节机体的新陈代谢，促进儿童的生长发育；可调节营养物质与氧气在体内的代谢速度，并调节体温；能促进脑细胞的生成与成熟，促进骨骼与生殖器官的发育。孕期若缺碘，可致使甲状腺机能不足，婴儿出生后易患克汀病，又称呆小症，表现为智力低下、身材矮小、耳聋。

甲状腺增大并分泌甲状腺激素过多的人，则患有甲状腺功能亢进症，临床上出现精神紧张、心动过速、怕热、多汗、食欲亢进、消瘦等症状。

三、胰岛

1869年由德国病理学家保罗·兰格尔翰斯(Paul Langerhans)所发现。胰岛是胰脏里的岛状细胞团，由一群分泌激素的细胞所组成。胰岛能分泌胰岛素与胰高血糖素等激素。

胰岛素对人体的糖、脂肪和蛋白质代谢都有影响，但对于糖代谢的调节作用尤为明显，胰岛素能够促进血液中的葡萄糖(血糖)进入组织细胞被储存和利用。缺乏胰岛素时，血糖难以被组织细胞摄取，糖的贮存和利用都将减少，这时血糖浓度如果过高，就会有一部分从尿液中排出，形成糖尿。如果是因为胰岛素分泌不足导致，可以通过注射胰岛素制剂来治疗。

胰高血糖素是一种抑制分解代谢的激素。胰高血糖素具有很强的促进糖原分解和糖异生作用，使血糖明显升高。

四、大学生内分泌系统的特点和卫生

1. 睡眠时间要充足，提高睡眠质量

一个人能长多高，既受遗传因素的影响，又受后天环境的影响。脑垂体分泌的生长激素在一昼夜间并不均匀。入睡后，生长激素才大量分泌。所以，一个人能不能长高，主要看他(她)幼儿时期是不是睡眠时间充足、睡眠是否踏实，能不能使遗传的潜力充分发挥。大学生如果加强运动、保证睡眠，有的同学还能继续长高。

2. 安排好日常膳食

碘是合成甲状腺激素的原料，正常人每天需要从食物中摄取150～500μg的碘。人若缺

碘，会出现脖子肿大、呼吸困难等现象。要多吃海带、海鱼，以保障大学生身体的正常需要。每天合理、科学饮食，避免高脂肪的饮食，防止肥胖，增加体育活动，从年轻时就要有预防糖尿病的意识和方法。

第八节　神　经　系　统

神经系统是人体内起主导作用的功能调节系统。人体的结构与功能均极为复杂，体内各器官、系统的功能和各种生理过程都不是各自孤立地进行，而是在神经系统的直接或间接调节控制下，互相联系、相互影响、密切配合，使人体成为一个完整统一的有机体，实现和维持正常的生命活动。

人体是生活在经常变化的环境中，环境的变化必然随时影响着体内的各种功能，这也需要神经系统对体内各种功能不断进行迅速而完善的调整，使人体适应体内外环境的变化。可见，神经系统在人体生命活动中起着主导的调节作用，人类的神经系统高度发展，特别是大脑皮层不仅进化成为调节控制人体活动的最高中枢，而且进化成为能进行思维活动的器官。因此，人类不但能适应环境，还能认识和改造世界。

一、神经系统的结构和功能

神经系统由中枢神经系统和周围神经系统两部分组成。

中枢神经系统包括脑和脊髓，脑位于颅腔以内，脊髓位于脊柱的椎管内。脑由大脑(端脑)、小脑、间脑和脑干(延髓、脑桥、中脑)组成。大脑有左右两个半球，是中枢神经系统最高级的部分，是人体的"司令部"。脊髓起着上通下达的桥梁作用，把接受到的刺激传给脑，再把脑发出的命令下达到各个器官。

周围神经系统是指脑和脊髓以外的所有神经成分，包括脑神经、脊神经和内脏神经，也指从中枢神经向全身各部伸出去的神经。脑神经与脑相连，脊神经与脊髓相连。它们分布于全身的皮肤、骨骼肌、骨和骨连接等，称躯体神经；分布于内脏、心、血管和腺体的神经，称为内脏神经，又称为植物神经。脊神经主要支配躯干和四肢的运动和感受刺激。脑神经支配头部各个器官的运动，并接收外界的信息，产生视觉、听觉、嗅觉、味觉等。

植物神经分交感神经和副交感神经，分布于内脏。每个脏器都受到这两种神经的双重支配，它们的作用却是相反的。比如，交感神经兴奋，可使消化管运动减弱，消化腺的分泌减少；副交感神经兴奋，可使消化管的运动加强，消化腺的分泌增加。

神经系统组成如图 2-50 所示。

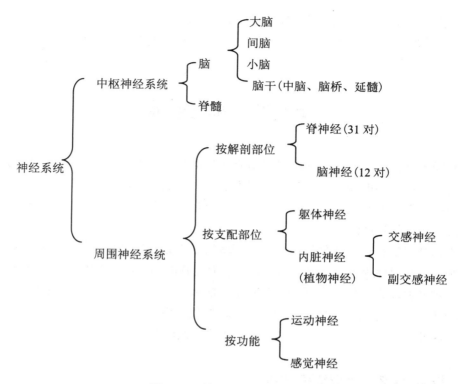

图 2-50　神经系统组成

脑的结构如图 2-51 所示。

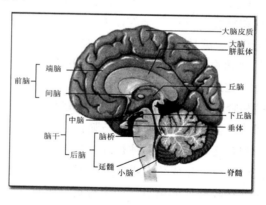

图 2-51　脑的结构

二、神经系统的基本活动方式——反射

反射是指在中枢神经(包括脑和脊髓)参与下，机体对内外环境变化的刺激所做出的规律性反应。反射活动的形态基础是反射弧。

反射弧的基本组成：感受器→传入神经→神经中枢→传出神经→效应器。反射弧中任何一个环节发生障碍，反射活动将减弱或消失。反射弧必须完整，缺一不可。

并不是所有的反射都有大脑的参与，脊髓也能完成一些基本的反射活动。

反射分为非条件反射和条件反射。非条件反射是生来就具备的本能，是较低级的神经活动。比如，食物进入口腔就会反射性地引起唾液分泌；眨眼反射，都是非条件反射。条件反射是后天获得的，它建立在非条件反射的基础上，是一种高级神经活动。条件反射的建立提高了人适应环境的能力，比如，"望梅止渴""谈虎色变"都是条件反射。条件反射又分为第一信号系统条件反射和第二信号系统条件反射。

巴甫洛夫认为，大脑皮质最基本的活动是信号活动，从本质上可将条件刺激区分为两大类：一类是现实的具体的刺激，如声、光、电、味等刺激，称为第一信号；另一类是抽象刺激，即语言文字，称为第二信号。对第一信号发生反应的皮质机能系统，简单说就是：凡是能够引起条件反应的物理性的条件刺激叫作第一信号系统，是动物和人共有的。对第二信号发生反应的皮质机能系统，简单说就是：凡是能够引起条件反应的以语言为中介的条件刺激叫作第二信号系统，是人类所特有的。第二信号系统的活动，是和人类的语言机能密切联系的神经活动，是在婴儿个体发育过程中逐渐形成的，是在第一信号系统或非条件反射的基础上建立起来的，一切学习和习惯的养成都是建立条件反射的过程。

三、大学生神经系统的特点和卫生

(一) 大学生要遵循大脑皮质活动的基本规律

1. 优势原则

优势原则是指人们在工作或学习时，大脑皮层中经常有一个占优势的"兴奋灶"，它能把与之有关的刺激都吸收到这一方面来，而其他邻近部位则处于抑制状态。大学生的学习或工作效率与相关部分的大脑皮层是否处于兴奋状态有密切关系。兴趣能促使"优势兴奋"状态的形成，使人感兴趣的事情，人们能够集中注意力，而对其他无关的刺激则视而不见、听而不闻。

2. 镶嵌式活动原则

苏联生理学家用狗来研究思维活动的规律：在大脑皮层不同的区域安上很多灯泡，给它不同的刺激，不同部位的灯泡就闪亮，不断变换刺激，灯泡交替闪亮，就好像镶嵌在皇冠上的珠宝一样，所以叫镶嵌式活动原则。通过镶嵌式活动方式，大脑皮层的神经细胞能有劳有逸，以逸待劳，维持高效率。

3. 动力定型

动力定型是若一系列的刺激，总是按照一定的时间、一定的顺序，先后出现，当重复多次以后，这种顺序和时间就在大脑皮质上"固定"下来，有了规律。每到一定时间，大脑就"知道"下面该干什么，提前做了准备。这种大脑皮质活动的特性就叫"动力定型"。建立动力定型以后，脑细胞能以最经济的消耗，收到最大的工作效果。

(二) 睡眠问题是大学生常见问题

现代大学生学习、就业、习惯不好等方方面面压力，普遍出现睡眠不好、神经衰弱等现象。大学生睡眠时间应该8~9小时。睡眠是大脑皮质的抑制过程。有规律的、充足的睡眠是生理上的需要。睡眠可使人的精神和体力得到恢复。

保证良好的睡眠有以下几方面。

(1) 静止性休息，主要是通过睡眠使大脑细胞产生广泛的抑制，从而使已经疲劳的脑细胞恢复机能。

(2) 活动性休息，则是通过一定的户外活动，使大脑皮层不同功能的细胞产生兴奋与抑制，过程相互诱导，从而使细胞得到交替休息。

(3) 经常参加体育锻炼可以预防和治疗神经衰弱。

神经衰弱一般是由于长期长时间用脑，不注意休息，使大脑皮层兴奋、抑制长时间失衡而引起的神经系统机能下降的一种功能性疾病。体育锻炼可以有效地预防和治疗神经衰弱。丰富的活动，特别是适合大学生年龄特点的体育锻炼，能促进脑的发育，能提高神经系统反应的灵敏性和准确性。为使大脑两半球均衡发展，应使大学生的动作多样化。

(三) 保证合理的营养

有关脑健康的研究证实：营养与脑健康息息相关。糖类、脂肪、蛋白质，被称为三大产热营养素，但中枢神经系统只能利用体内葡萄糖氧化产生的能量，所以对血糖含量十分敏感。膳食中的五谷杂粮、薯类，在体内代谢后分解成葡萄糖，为大脑提供热能。同时，女生更容易出现缺铁性贫血，贫血可能导致大脑缺氧，因此，女生膳食中要补充适量的动物性食品以及含铁丰富的食物，预防缺铁性贫血。

食物中的多不饱和脂肪酸在体内可演变成 DHA(俗称脑黄金)，鱼所含的脂肪以及植物油(椰子油例外)含多不饱和脂肪酸较多。

鸡蛋、肝和大豆，在人体内都可以分解出磷脂，磷脂是合成乙酰胆碱的重要物质。乙酰胆碱是一种神经递质，起着传递信息的作用。

(四) 创设良好的生活环境，保持愉快的情绪

心情舒畅、精神愉悦是大学生身心健康发展的基本保证。情绪低落，精神过于压抑，都会抑制脑垂体的分泌活动，使人消化不良，心理得不到健康发展。

第九节 感 觉 器 官

感觉器官包括感受器和附属器官。感受器是感受内外环境某种刺激而产生兴奋，并将刺激能量转换为传入神经冲动的结构。感觉是人们认识世界的途径，包括视觉、听觉、嗅觉、触觉、味觉及本体感觉，等等。视觉是人们认识世界的主要途径。人们对外界世界的感知 70%来自视觉、听觉，因此我们应重点保护视觉器官、听觉器官。

一、视觉器官——眼

(一)眼的构造

人的眼睛近似球形，位于眼眶内。正常成年人其前后径平均 24mm，垂直径平均 23mm。最前端突出于眶外 12～14mm，受眼睑保护。眼的组成如图 2-52 所示。

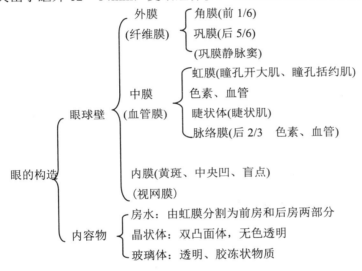

图 2-52 眼的组成

眼球的结构如图 2-53 所示。

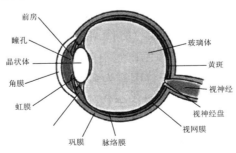

图 2-53 眼球的结构

眼球是感受光线刺激的视觉器官。眼球由眼球壁和眼球内容物组成。眼球壁最外层是巩膜和角膜。巩膜白色不透明、较厚、坚韧，能保护眼球，俗称"白眼球"；角膜位于眼球的前六分之一，无色透明的，光线经此射入眼球。中膜分为脉络膜、睫状体和虹膜三部分。脉络膜有大量色素和血管，能防止光线散射并为眼球输送营养。虹膜含色素，决定眼球的颜色。虹膜中央是瞳孔，可随光线强弱的变化改变大小，进而调节进入眼内光线的强弱。内膜即视网膜，视网膜上有感光细胞，能感觉强光、有色光及弱光的刺激。

眼球的内容物包括房水、晶状体、玻璃体。房水充满晶状体与角膜之间，有营养角膜和晶状体的作用，并维持眼压。晶状体位于虹膜的后方，可通过自身的曲度变化，使物像清晰地落在视网膜上。

(二)折光系统

折光系统包括以下方面。

光线→角膜→房水→瞳孔→晶状体→玻璃体→视网膜上成像。

(三)视觉异常

近视是在视网膜前聚焦，眼球前后径过长，折光力过强，凹透镜矫正。

远视是在视网膜后聚焦，眼球前后径过短，折光力过弱，凸透镜矫正。

散视是不在视网膜一个点上聚焦，眼球经纬度不一致，圆柱镜矫正。

老视是随着人的年龄增长，睫状肌调节能力弱化，最大调节时只能看清 1 米距离，之内不清，需要戴老视镜(老花镜)。

弱视是一种常见眼科疾病，视力用眼镜矫正不能达到 5.0 以上，而经多种有关检查又未发现异常的眼病。由于儿童时期是视力发育阶段，视力低下在儿童时期也最易发生。如果不注意或者无知大意而拖延不治，慢慢就会形成成人弱视。

飞蚊症是到了老年期，玻璃体发生退行性改变，使原来的凝胶状态发生液化，出现细点状、条状、网状等混浊，随着眼球的转动而飘浮游荡。当光线进入眼内时，这些混浊的阴影透射到视网膜上，眼前就会出现飞蚊现象。

青光眼是房水循环发生障碍，导致眼压过高。

白内障是晶状体发生混浊引起视力障碍。

色盲是先天性色觉障碍，它不能分辨自然光谱中的各种颜色或某种颜色。而对颜色的辨别能力差，则称色弱。色弱者，虽然能看到正常人所看到的颜色，但辨认颜色的能力迟缓或很差，在光线较暗时，有的几乎和色盲差不多，或表现为色觉疲劳，它与色盲的界限一般不易严格区分。色盲与色弱以先天性因素为多见。男性患者远多于女性患者。

沙眼是一种常见的感染性眼病，是由微生物沙眼衣原体引起的一种慢性传染性结膜角膜炎。因其在睑结膜表面形成粗糙不平的外观，形似砂粒，故名沙眼。感染沙眼可以延续数年甚至数十年之久，其患病和病变的严重程度与环境卫生生活条件密切相关。1949 年以前我国沙眼患病为全国的 50%以上，1949 年以来沙眼患病已经明显下降，但沙眼仍然是我国当前致盲的主要眼病之一。预防是讲究卫生，毛巾、手绢要专用。

(四)大学生眼睛的卫生保健

(1) 告诫大学生养成良好的用眼习惯，有保护眼睛的意识。

① 保持看书、写字和绘画的正确姿势，眼睛与书本应保持一尺左右的距离。

② 不要躺着看手机，不要在走路或乘车时看手机或电子书，不要在光线不足的地方看书。

③ 在看书、阅读、使用电脑等近距离工作学习时，要注意持续时间不要过长，若常常觉得眼睛干涩、酸痛、疲劳，就是视疲劳症状。

(2) 大学生还有成年人要时刻预防由于用眼过度、视疲劳导致的其他并发症，如花眼、白内障、青光眼、视网膜剥离等眼疾。避免长时间持续使用电脑、手机，每隔一小时让眼睛休息放松十分钟。

(3) 大学生进行各种体育运动时要注意安全，避免眼外伤。眼睛进异物时不要使劲揉眼睛。要定期测查视力，发现异常及时治疗和矫治。

(4) 了解每年 6 月 6 日是全国爱眼日，10 月 12 日是世界视觉日。建议大学生每天都做眼保健操，养成爱眼护眼的好习惯。

二、听觉器官——耳

耳既是听觉器官也是平衡感觉器官。我们较多地了解其听觉、辨音功能，当人晕车、晕船、眩晕，人们较少想到与耳的结构功能有关，应该说，人的平衡感、旋转能力的发展，与耳的结构关系密切。

(一) 耳朵的结构

耳是由外耳、中耳和内耳三部分组成。耳的组成如图 2-54 所示。

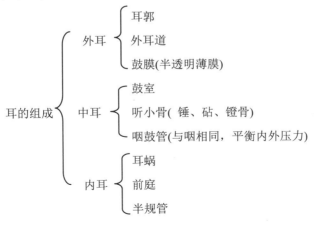

图 2-54　耳的组成

外耳包括耳廓、外耳道，耳廓皮下组织少，血管表浅。将耳廓轻轻向后上方提拉，用手电筒照进去，可以看到略为弯曲的管道，为外耳道。外耳道内皮脂腺分泌的蜡状物质叫耵聍(俗称耳屎)，具有保护外耳道皮肤以及黏附灰尘、小虫等异物的作用。

中耳包括鼓膜、三块听小骨和咽鼓管开口。鼓膜在声波的作用下产生振动，带动听小骨，听小骨把声音放大并传向内耳。

内耳包括耳蜗、半规管和前庭。内耳可以感受声音，保持平衡。当听小骨振动时，内耳淋巴液也随声波激起波纹，无数听神经末梢好似垂到水面上的柳枝，受到波纹的振动，将神经冲动传入大脑听觉中枢，产生听觉。

耳朵的结构如图 2-55 所示。

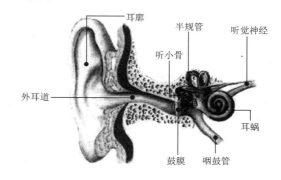

图 2-55　耳朵的结构

（二）听觉生理(见本章末二维码)

（三）位置觉生理(见本章末二维码)

（四）大学生耳朵的卫生保健

1. 耳廓易生冻疮

耳廓皮下组织很少，血循环差，易生冻疮。虽天暖可自愈，但到冬天易复发，所以冬天要注意头部保暖，预防耳廓生冻疮。

2. 外耳道易生疖

眼泪、脏水流入外耳道，或掏耳屎损伤外耳道，可使外耳道皮肤长疖，因疼痛可影响睡眠，张口和咀嚼时疼痛加剧。

3. 易患中耳炎

咽部是四通，通口腔、鼻腔、气管、食管。鼻咽部的细菌易经耳咽管进入中耳，引起急性化脓性中耳炎。洗头时，避免污水流入外耳道，游泳时也要带耳塞，避免水进入中耳。养成正确的擤鼻涕的方法，要先擤一个鼻孔，再擤另一个鼻孔；若同时挤压用力，强大的气流会导致细菌被挤压到中耳，引起中耳炎。

4. 美尼尔综合征

美尼尔综合征是突然发作的非炎性迷路病变，具有眩晕、耳聋、耳鸣，有时有患病一侧耳内闷胀感等症状的疾病。大学生如出现眩晕现象，不要延误病情，及时到医院由医生诊断为何种病情，尽早治疗。

5. 对噪声敏感

噪声是指超过 70 分贝以上，使人感到吵闹，或为人所不需要的声音。噪声是一种环境污染，可以影响健康。记住每年 3 月 3 日是爱耳日，要爱护我们的双耳。

三、皮肤

(一)皮肤的结构和功能(见本章末二维码)

(二)大学生皮肤的特点和卫生保健(见本章末二维码)

拓展阅读

阅读链接：眼保健操内容见本章末二维码内容。

本 章 小 结

本章介绍了人体结构和功能，及各系统的保健知识。细胞是构成人体形态结构和功能的基本单位。组织是由大量细胞和细胞间质组成的。人体有四种基本组织：上皮组织、结缔组织、肌肉组织和神经组织。由几种不同组织组成器官，由若干器官组成系统。人体结构按其功能可分为运动、消化、呼吸、循环、泌尿、生殖、内分泌和神经等不同系统，每一个系统都有其特定的功能，它们的分工合作使得我们的生命活动得以正常运行，这就是人体的神奇之处。

运动系统包括骨、骨骼、关节和骨骼肌，以维持人体形态，做各种运动，大学生应该加强锻炼，强身健骨；神经系统包括中枢神经系统和周围神经系统，神经的兴奋和传导可调节人与环境和谐统一，大学生要保证良好的睡眠；循环系统包括心脏、血管和各种循环，心肌有自动节律性，通过心脏的收缩舒张，将血液输送全身各处，预防动脉硬化和心脑血管疾病始于年轻时候；呼吸系统的呼吸道和肺，让人不断获得氧气排出二氧化碳，大学生不要吸烟，吸烟有害健康，污染环境；消化系统包括口腔、咽、食管、胃、小肠、大肠、肛门及各种消化腺等，让人们获取营养和能量，大学生要注重营养，膳食均衡；泌尿系统包括肾脏、输尿管、尿道和膀胱，大学生要养成良好的生活习惯；内分泌系统包括下丘脑和甲状腺、胰岛等，大学生要保持有规律的生活，以免内分泌系统紊乱；生殖系统包括男女生殖系统结构和功能，大学生要了解自身结构，保护自身健康。人体各种感官，即视、听、嗅、味、触；光通过眼球投射到视网膜上，经大脑分析，人看到丰富多彩的世界；味道通过刺激舌头上的味蕾，人感受到酸甜苦辣；声音通过耳道、耳蜗、听神经，人们感知音乐的美妙；皮肤是人体最大的器官，保护人体免受外界伤害，享受阳光的温暖和普照。

人体就是一件精密仪器，神奇地运转着。生命只有一次，我们要利用有限的生命创造无限的价值，这样我们的生命才会多姿多彩！

思考与练习

一、名词解释

肺活量　　体循环　　肺循环　　冠状循环

二、简述题

1. 大学生为什么要注意坐立行的姿势？

2. 神经系统的基本组成是什么？

3. 近视、远视、散光患者的折光系统有什么异常？如何矫正？

4. 输血的基本原则是什么？

5. 尿是怎么形成的？简述基本过程。

三、论述题

1. 根据呼吸系统特点，论述为什么吸烟有害健康。

2. 请结合消化系统结构，论述大学生如何注意消化系统卫生，如何健康饮食。

【实践课堂】

解剖小白鼠，了解哺乳动物身体各系统结构

在实验前 10 分钟将小白鼠放入密闭的容器中，然后向内投放乙醚棉球，3～5 分钟小白鼠便呈现昏迷状态。注意这项工作应在室外进行，防止乙醚刺激学生。

将小白鼠腹面朝上放在解剖板上，使其四肢伸展，用大头钉将四肢固定。用棉球浸清水将腹面的毛濡湿，避免解剖时毛到处乱飞。

先用镊子轻轻提起腹部后方的皮肤，再用解剖剪在外生殖器前将皮肤剪一小横口，从此口沿腹中线一直向前把皮肤解剖开，直到颌下。用镊子轻轻把皮肤和肌肉之间的结缔组织剥离开，则可清楚地看到腹面的肌肉组织。

接着还像剪开皮肤那样用镊子提起腹面的肌肉，在后面先剪一横口(注意不要碰到膀胱)，再沿腹中线向前剪开肌肉层，直到胸骨下缘，然后沿右侧肋骨下缘剪至领下部，这时可清楚地看到隔，膈肌将体腔分为胸腔和腹腔。

沿边缘剪开横膈膜及第一肋骨和下颌之间的肌肉，原位观察胸腔和腹腔内的结构。然后细致观察胸腔的心脏和肺，观察心脏的跳动和肺泡的结构。观察腹腔里消化系统的胃、小肠、大肠、肝、胆、脾等。观察泌尿系统的肾脏、输尿管、膀胱。观察生殖系统的卵巢、子宫等。

通过实验进一步验证所学的人体知识，并练习动手解剖技能和实践能力。

随身课堂

大学生生理健康教育

微信扫天下　课程掌中观

第二章.pptx

第二章二维码内容.docx

第二章习题答案.docx

人类的不幸大部分都是人类自己造成的，同时也证明，如果我们能够始终保持自然给我们安排的简朴、单纯、孤独的生活方式，我们几乎能够完全免去这些不幸。

——卢梭

第三章　大学生常见疾病和预防

本章学习目标

➤　了解在校大学生常见疾病。

➤　了解人体各系统常见病的症状和预防方法。

核心概念

在校大学生(college students)　　常见疾病 (common diseases)　　预防方法(preventive measures)

引导案例

实验：观察小白鼠注射烟丝浸泡液后反应

取一支香烟，将烟丝取出，放入一个干净的烧杯中，倒入 10 毫升蒸馏水，静止放置一段时间，烧杯中浸泡烟丝的液体由淡黄色变成深黄色，然后用多层医用纱布过滤，滤出没有烟丝的液体备用。

用注射器，从滤液中抽取 1 毫升黄色的液体，注射进小白鼠的腹部。然后把小白鼠放回容器内。两分钟后，小白鼠变得烦躁不安，晃悠脑袋的频率和来回跑动的速度开始加快，长长的尾巴微微翘起。小白鼠表现的是兴奋状态，因为香烟里含有毒有害的尼古丁，这是小白鼠中毒的主要表现。接着，小白鼠开始剧烈地在容器里四处乱窜，尾巴翘得更高，随着时间的延长，尼古丁等毒素在身体内发生的作用已经伤害到了它的神经系统，小白鼠无力地侧倒，身体打挺，呼吸也变得异常困难，身体不停地发抖，四肢开始抽搐，眼睛已由红变黑，这是血液开始凝固了，不超过五分钟小白鼠死亡。

对比试验，用烧瓶收集一支香烟燃烧的烟雾，将小白鼠放进烟雾的容器里，不到 2 分钟小白鼠圆圆的眼睛变成一条缝，由开始四处乱窜到动作迟缓，呼吸幅度由小变大，然后深呼吸，慢慢越来越迟钝。可见被动吸烟一样麻醉大脑，危害健康。

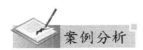
案例分析

吸烟在大学生中已经成为普遍的现象，据调查，大学男生中，吸烟人数已超过 50%，甚至女生吸烟者也大有人在，吸烟之风有增无减。青少年正是学习的阶段，十分需要一个思维敏捷、记忆力强的大脑，吸烟后，由于尼古丁对大脑血管的影响，加上一氧化碳使血红蛋白带氧量减少，使得大脑缺氧、思维迟钝、记忆力减退，学习成绩必然下降。

女青年吸烟会使月经初潮推迟，月经紊乱，发生痛经、子宫内膜炎的发病率也高。这与烟中有毒物质破坏内分泌激素中的各种酶有关。女性吸烟还会有害容貌，因为烟中的有害物质可损害血管，影响皮肤血流循环，造成营养障碍。同时，一氧化碳与血红蛋白结合，可造成组织和皮肤缺氧。长此下去，使皮肤失去弹性和光泽。因此，吸烟对青少年，尤其对女性，是十分有害的。

在有些公共场所，如公交车站、公共卫生间、步行街道等，吸烟引起的空气污染远远超过了工业、交通对空气的污染。被烟污染的空气直接损害人体的健康。烟中的烟碱(尼古丁)苯、二萘酚胺、苯并芘等致癌物质，刺激呼吸道，引起呼吸道炎性反应、支气管扩张、肺气肿、肺心病、肺癌等。

所以世界卫生组织曾把吸烟称为 20 世纪的瘟疫，科学家认为吸烟是慢性自杀行为。据有关研究，一天吸烟 10 支，癌症发生率比不吸烟者高 13 倍。一天吸烟 40 支，癌症发生率高 65 倍。为此，在课堂教学中通过小白鼠演示实验，教育吸烟学生认清烟害，逐渐消除烟瘾，克服对烟的心理依赖。树立吸烟有害健康理念，改变不良的生活习惯，增强自我保健意识。

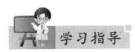
学习指导

本章的重点是在学习第二章大学生生理特点的基础上，进一步了解在校大学生身体方面可能会遇到的常见疾病和问题，理解其症状并掌握其预防方法。

第一节 呼吸系统常见的疾病

在大学生中，最为常见的呼吸系统疾病主要是上呼吸道感染(伤风感冒)，鼻炎鼻窦炎，急性扁桃体炎，气管、支气管炎，肺炎，以及其他肺部感染所引发的肺部疾病。

一、上呼吸道感染

上呼吸道感染是鼻腔、鼻咽或咽喉部急性炎症的概称。常见类型是普通感冒，俗称"伤风"。一年四季，尤其是冬春季节气候骤变之时，营养不良、学习压力大、身体过度疲劳状况下，易患本病。

(一)症状

(1) 因感染的部位不同而被诊断为鼻炎、咽炎、喉炎或气管炎，虽然症状不尽相同，但通常表现为发病快，初期咽部干痒，继而打喷嚏，鼻子不通气、流稀鼻涕，或伴有流泪、声哑、轻咳，还可出现低热、怕冷和头痛。

(2) 化验结果白细胞计数多数正常或偏低，只有少数患者增高，这是因为人体防御机能的下降给病毒的入侵以可乘之机。所以，患感冒既有接触患者被感染的因素，又有自身抵抗力降低的因素。

(3) 鼻塞、流涕、发热、头痛、咽干或咳嗽等症状。大多数病人经 1 周左右均能治愈。但有少数人会引起鼻窦炎、中耳炎、气管炎甚至肺炎等并发症。

(4) 发烧是疾病中最常见的症状，发烧是机体的一种防御反应，也是与疾病作斗争的一种武器。体温升高可促使体内抗体生成、促进吞噬细胞的活动，有利于消灭细菌、病毒。因此不要把发烧看成是不能容忍的症状而急于降温，可以用降温贴、酒精擦拭等方法物理降温。当然，高烧(>39.4℃)持续过久，可造成代谢紊乱，将对肝、肾、脑等重要器官造成损害，应采取药物降温措施，总之，既不能一发烧就吃退烧药，又要在高烧产生时果断采取降温措施。

(二)预防

1. 锻炼身体、增强体质

从夏天开始用冷水洗脸，逐渐过渡用冷水擦身，冷水浴；调整劳逸、调和饮食；加强体育锻炼，如跑步、跳绳、游泳、爬山、跳舞等，坚持不懈锻炼身体，以不断提高适应寒冷及抵御疾病的能力。

2. 养成良好的卫生习惯

集体宿舍经常通风换气，脸盆、水杯互不借用，患感冒后不对着他人打喷嚏，不随地擤鼻涕，不乱摸他人物品。流行期间，应尽量不出入公共场所，避免与被感染者接触，同时可用醋蒸熏房间和服板蓝根冲剂等。

二、鼻炎、鼻窦炎

鼻炎指的是鼻腔黏膜和黏膜下组织的炎症。鼻窦炎是鼻窦黏膜的炎症。在各种鼻窦炎中，上颌窦炎最多见，依次为筛窦、额窦和蝶窦的炎症，鼻窦炎可以单发，亦可以多发。最常见的致病原因为鼻腔感染后继发鼻窦化脓性炎症，鼻窦口较狭窄，其黏膜与鼻腔相连，此外，变态反应、机械性阻塞及气压改变等均易诱发鼻窦炎，牙的感染可引起齿源性上颌窦炎。

(一)症状

(1) 鼻炎表现为充血或者水肿，患者经常会出现鼻塞、流清水涕、鼻痒、喉部不适、咳嗽等症状。

(2) 鼻窦炎表现为鼻窦黏膜感染化脓性炎症。出现持续性鼻塞、难以擤净的大量脓鼻涕，伴周期性头痛等症状。

(3) 急性鼻窦炎容易转换成慢性鼻窦炎，慢性化脓性鼻窦炎也以脓鼻涕多、鼻塞和头痛为基本症状，还有头昏、易疲倦、没精神、记忆力减退、注意力不集中等症状。

(二)预防

(1) 平时注意鼻腔卫生，养成早晚洗鼻的良好卫生习惯。

(2) 每日早晨可用冷水洗脸，可以有效增强鼻腔黏膜的抗病能力；去除病因，促使引流通畅，控制化脓感染，防止发生并发症或转为慢性。慢性鼻窦炎者，治疗要有信心与恒心，注意加强锻炼以增强体质。

(3) 注意擤涕方法。鼻塞多涕者，宜按住一侧鼻孔，稍稍用力外擤。之后交替而擤。鼻涕过浓时以盐水洗鼻，避免伤及鼻黏膜。

(4) 严禁烟、酒、辛辣食品，避免刺激。保持性情开朗，注意不要过于劳累，平时可常做鼻部按摩。

(5) 有严重鼻炎、鼻窦炎的同学要抓紧去医院治疗，以局部治疗为主，应用滴鼻剂，改善通气，利于脓涕流出；还有上颌窦穿刺冲洗，其他窦导管冲洗等，如保守治疗无效，应考虑实行手术治疗。

三、急性扁桃体炎

扁桃体是人体一个重要的淋巴器官。位于咽前部两侧。扁桃体是呼吸道抵抗微生物入侵的第一道屏障。腭扁桃体的急性炎症常伴有咽炎。其特点是多发于儿童和青年，多见于集体生活人群，多因受凉、潮湿、过度疲劳、烟酒过度或有害气体刺激的条件下而致病。侵及扁桃体的细菌以溶血性链球菌、金黄色葡萄球菌常见。有时也可为病毒感染。最常见的致病菌是乙型溶血性链球菌，通过飞沫或直接接触传染。

(一)症状

1. 急性卡他性扁桃体炎

大部分由病毒感染，临床表现是以低热、咽痛、全身轻度不适、扁桃体充血渗出少或无，可为上呼吸道感染的一部分。

2. 急性滤泡性扁桃体炎

多为细菌感染，可出现黄白点状化脓性滤泡，散布在黏膜下，扁桃体充血、肿胀、有渗出，周围黏膜可有红肿。起病急、吞咽时，咽部疼痛明显，上前颈部可有牵涉痛，畏寒、高热，伴有头痛、乏力、食欲下降等症状。

3. 急性隐窝性扁桃炎

扁桃体充血肿胀隐窝内，脓性渗出物。挤压时有脓性物溢出，可形成脓性伪膜。局部症状和全身症状基本同滤泡性扁桃体炎。

(二)预防

1. 抗菌消炎

青霉素当属首选，辅以解热镇痛药和局部用药，如复方硼砂溶液或呋喃西林溶液定时漱口、含服喉片清洁口腔，一般 2～3 日即可控制。如病情无好转，应考虑病毒或葡萄球菌、肺炎双球菌的混合感染，必须改用或加用其他抗菌素。对反复发作和导致并发症的，可择期切除扁桃体。

2. 预防并发症

应注意扁桃体周围脓肿、急性中耳炎、急性淋巴结炎等。也要预防风湿热、急性关节炎、急性肾炎等全身的并发症。

3. 采用中医中药，增强体质

对急性扁桃体炎的治疗可采用中医中药，适当隔离、休息、饮水是对治疗的有效配合。锻炼身体、增强体质、提高人体抵抗力是预防该病的根本途径。

四、气管、支气管炎(见本章末二维码)

五、肺炎(见本章末二维码)

第二节　消化系统常见的疾病

在大学生中，最为常见的消化系统疾病主要是智齿冠周炎，以及其他肺部感染所引发的肺部疾病。

一、智齿冠周炎(见本章末二维码)

二、口腔溃疡

口腔溃疡是各种口腔疾病中最常见的一种。常分为复发性口腔溃疡和创伤性口腔溃疡。

复发性口腔溃疡多见于年轻人，发病原因很多，是口腔黏膜和软组织频繁发生的一种溃疡性疾病，可能和精神紧张、情绪波动、睡眠状况不佳、植物神经功能失调、消化道疾病等因素有关，另外，女性激素的分泌以及免疫紊乱、缺乏维生素或微量元素，也会口腔溃疡。

创伤性口腔溃疡是由于机械损伤所致，多见牙齿的破损、假牙、进食过硬的食物或一些慢性刺激直接引起口腔黏膜破损。

(一)症状

口腔溃疡的主要症状是说话或进食时一碰到溃疡面就疼痛，溃疡发于舌面部位时疼痛尤其明显，同时舌头不灵活，言语会不清楚等。

(二)预防

(1) 避免吃刺激性的食物，酸、甜、苦、辣或热的食物直接刺激到破损的黏膜伤口，会造成不适。

（2）要多休息、多喝水，以补充体内丧失的水分，同时要注意口腔内的清洁，早晚以淡盐水或稀硼酸溶液漱口，勤刷牙。严重者要及时去口腔医院黏膜科治疗。

（3）复发性口腔溃疡经常复发而难以根治，需减轻和消除精神负担，保持有规律的生活习惯，适当加强身体锻炼，预防感染，多食新鲜的水果与蔬菜，保持大便通畅，补充足够的维生素，特别是维生素 B_2 等。

三、消化性溃疡

消化性溃疡也是指胃及十二指肠溃疡。消化道由于胃酸和胃蛋白酶的消化作用所发生的慢性溃疡。又多在年轻时发病，大学生中患此病的居多。

消化性溃疡发病的基本原因是胃及十二指肠黏膜的损害因素超过对黏膜的保护因素，含有被激活了的胃蛋白酶的胃酸，使黏膜发生"自家消化"形成溃疡。

造成损害的原因主要是由大学生的饮食习惯造成。大学生普遍喜欢吃烧烤、麻辣、各种小吃、经常聚会饮酒等，难消化的食品可直接损伤黏膜，暴饮暴食可破坏胃酸分泌的节律性，烈性酒、咖啡和辛辣食品既损伤黏膜，又导致胃酸分泌的增多。其次是学习工作压力过大，极强的竞争心理、紧张过度的生活和心理挫折所产生的喜、怒、忧、思、悲、恐、惊，均可起到触发作用。再次，家族性胃病，没有分餐制，致病的幽门螺杆菌通过饮食接触传染给家人。

(一)症状

消化性溃疡的主要症状是上腹部痛。

（1）胃溃疡的腹痛无明显节律性，多在进食后半小时至 1 小时感到腹痛，持续 1～2 小时，压痛点在脐的上方偏左，部分患者腹痛不确切，仅描述上腹部胀满、反酸、嗳气等。

（2）十二指肠溃疡的腹痛具有明显的节律性，可分别表现为两种情况，一为餐后延迟痛，即进食后 3～4 小时痛；二为饥饿痛、夜间痛，即午夜时痛醒。疼痛是钝痛或烧灼痛，腹压痛点在脐的右上方，这种节律性痛可持续数周，逐渐缓解。

(二)预防

（1）戒烟、酒、咖啡、茶、生冷、辛辣食物，避免刺激；少吃含淀粉类的食物，如土豆、芋头、粉丝、粉条、红薯、凉粉、苏打饼干、碳酸饮料等，会产生过多酸性物质刺激胃壁。

（2）尽量少食多餐，按时进餐，不要吃过于坚硬和不消化的食物，制定合理的膳食食谱，并做到劳逸结合，避免情绪波动和精神过度紧张。

（3）疼痛严重的、频繁发作的同学，应予以重视，及时到医院诊治，通过服用有针对性的药物，减少胃酸的分泌，服用黏膜保护剂和杀灭幽门螺杆菌的抗菌素，减轻病情。坚持治疗，治疗原则是消除症状、促进溃疡愈合、防止复发和并发症，以免今后转变为上消化道出血、消化性溃疡穿孔、幽门梗阻和癌变等。

四、慢性胃炎

慢性胃炎是由各种原因引起的胃黏膜慢性炎症，是临床的常见多发病。目前去做胃镜检查的大学生逐年增多，发病率居高不下。胃炎可分为浅表性胃炎和萎缩性胃炎。浅表性胃炎表现是胃黏膜表层上皮的炎症，有糜烂和出血；萎缩性胃炎表现是炎症达到胃黏膜深处的腺体而引起的萎缩。

(一)症状

多数没有明显临床症状，部分会在受凉、疲劳、饮食不当时，出现消化不良、上腹部饱胀不适、腹痛、烧心、嗳气、恶心呕吐等无特异性的症状。体检时，上腹部有轻压痛感。

(二)预防

(1) 养成良好的饮食生活习惯，戒烟酒，忌食生、冷、凉、硬、辣等刺激性食物，减少食盐摄入，少吃不容易消化的油炸、年糕等食物。

(2) 平时要注重自身胃部保养，养成规律饮食，定时定量，主动进食，避免过饥或过饱，温度适宜，细嚼慢咽，多吃蔬菜水果，适当锻炼，增强免疫力。

(3) 多学习医疗知识，提高大学生自我防治意识和能力，讲究卫生，避免感染幽门螺杆菌，预防交叉传染。

(4) 缓解精神紧张，保持乐观心情。胃也是情绪情感器官，心情不好、吵架、生气、郁闷、压抑等都会影响胃的消化功能，影响胃液分泌。尤其是吃饭时生气，更会导致胃胀、胃疼、消化不良等情况发生。长此以往，会落下胃病。

五、胆囊炎(见本章末二维码)

六、肠炎(见本章末二维码)

七、急性阑尾炎

阑尾是根部在盲肠后下端，远侧游离在髂窝的一个盲管，由于扭曲、粪石，使阑尾腔梗阻，致病菌入侵、生长发炎，被称为阑尾炎。这是急性腹部外科中最常见的疾病之一，

20～30 岁的青年约占 40%。

急性阑尾炎以病理和发展的不同阶段，分为急性单纯性阑尾炎、急性化脓性阑尾炎、坏死性及穿孔性阑尾炎、阑尾周围脓肿四种类型。

(一)症状

急性阑尾炎表现形式多种多样，基本一个典型症状是转移性右下腹痛。初起时，脐周或上腹部痛，逐渐加重，数小时至 24 小时，转至并固定在右下腹痛，即右下腹部局限性的固定位置的压痛。还有胃肠道的恶心呕吐、腹泻或便秘，全身发热，腹膜受炎症刺激出现腹肌紧张和反跳痛，结肠充气试验等特殊检查，白细胞计数升高等。

(二)预防

(1) 如能在早期确诊，接受手术治疗，应是最佳选择。

(2) 暂不能手术的，通过抗菌素控制炎症、中西医结合办法消退炎症等，都会收到疗效，80%的急性阑尾炎可经非手术疗法治愈。但此病容易复发，转为慢性阑尾炎，也仍有急性发作的可能。此时再进行阑尾切除术，同样能达到根治目的。

(3) 告诫大学生们，一旦发现类似急性阑尾炎典型表现，必须及时就医，万不可自行处置，贻误诊治，造成严重并发症。

(4) 对不典型的病例，应严密观察，反复对照检查，全面分析，作出判断，防止漏诊。

八、痔疮

痔是直肠下端和肛管的黏膜、皮下静脉丛扩张屈曲成静脉团。常言道"十人九痔"，表明痔的多发常见。依部位不同，分为内痔、外痔、混合痔。初起时，多是内痔，又依据轻重，分为三期：一期是排便时带血；二期是排便时痔块脱出肛门，但尚能回复，构成混合痔；三期是痔块脱出后，不能自行回复，而需用手托回。

(一)症状

内痔的早期症状是间歇性便后出血，血色鲜红，可附于粪便外，或便后滴血。随着逐步向二期、三期发展，因痔块脱出肛门有胀感或瘙痒，痔表面引起炎症、糜烂、溃疡。

外痔可有肛门发胀或异物感，如突发剧痛，形成紫色圆形痛性肿物，表明血栓形成。

混合痔兼有内、外痔症状，体检见肛门口有皮垂或圆形突起、齿状线上方红色、蓝紫色膨出黏膜的痔结节及出血点。

(二)预防

(1) 只需养成准时排便习惯，少食刺激性食物，多喝水、防止便秘。

(2) 经常清洗或坐浴。在出血、血栓形成、痔块脱出时，需去医院积极处置。

第三节　血液循环系统常见的疾病

一、营养性缺铁性贫血

营养性缺铁性贫血是由于体内的铁不能满足大学生生理需要，致使血红蛋白合成减少，产生缺铁性贫血。缺铁性贫血对青春期后期的女大学生比较常见，对抗感染能力以及学习行为都有一定的影响。

究其原因，女生饮食习惯不良，如偏食挑食、吃零食，食品种类单调，数量不足，导致铁摄入量不足；有的女生怕胖减肥，食欲不好，摄入量不足，还有的患有长期消化道疾病，如呕吐、腹泻等；还有自身生理特点，每月月经流失 20～100ml 血量，身体铁丢失过多等，因此身体对铁的需求量增加。

(一)症状

(1) 轻度贫血临床表现不明显，随着贫血加重会逐渐出现精神不振、烦躁不安、食欲下降、易发生各种感染以及注意力不集中、记忆力下降等症状。典型的贫血体征为面色苍白、睑结膜、口唇淡红或苍白、毛发干枯等。

(2) 血红蛋白降低检测，取左手无名指血，高铁氰化钾法检查。血红蛋白低于 110g/L 的为轻度贫血。

根据血红蛋白化验结果进行分型如下：

轻度贫血 90～<110g/L(11g/dl)

中度贫血 60～<90g/L(9g/dl)

重度贫血 30～60g/L(3~6g/dl)

(二)预防

(1) 平时应多吃含铁丰富的食物，如血制品、瘦肉、猪肝、蛋黄及海带、发菜、紫菜、木耳、香菇、豆类等。

(2) 要注意饮食的合理配合，如餐后适当吃些水果，水果中含有丰富的维生素 C 和果酸，能促进铁的吸收。而餐后饮用浓茶，则因铁与茶中的鞣酸结合生成沉淀，影响铁的吸收。

(3) 叶酸和维生素 B_{12} 也是造血必不可少的物质。新鲜的绿色蔬菜、水果、瓜类、豆类及肉食中，含有丰富的叶酸，肉类及肝、肾、心等内脏中，含有丰富的维生素 B_{12}。

(4) 烹调方法尽量用蒸、煮、炖、炒、焖。

(5) 重度缺铁性贫血需要去医院找医生补充药剂。

二、白血病

白血病是一类造血干细胞恶性克隆性疾病。克隆性白血病细胞因为增殖失控、分化障碍、凋亡受阻等机制，在骨髓和其他造血组织中大量增殖累积，并浸润其他非造血组织和器官，同时抑制正常造血功能。按起病的缓急可分为急、慢性白血病。急性白血病细胞分化停滞在早期阶段，以原始及早幼细胞为主，疾病发展迅速，病程数月。慢性白血病细胞分化较好，以幼稚或成熟细胞为主，发展缓慢，病程数年。按病变细胞系列分类，包括髓系的粒、单、红、巨核系和淋巴系的 T 和 B 细胞系。临床上常将白血病分为淋巴细胞白血病、髓细胞白血病、混合细胞白血病等。

(一)症状

临床可见不同程度的贫血、出血、感染发热以及肝、脾、淋巴结肿大和骨骼疼痛。据报道，我国各地区白血病的发病率在各种肿瘤中占第六位。

(二)预防

(1) 防止辐射(电吹风、微波炉、手机等)、防止一些化学制剂(各种染发、烫发试剂，指甲油等)、药物病毒等诱因，特别是一些家庭装修的材料等有害物质对居住空气的污染。

(2) 注意卫生，健康饮食、锻炼身体、增强自身免疫力。

三、高血压

国际公认的高血压发病危险因素是超重和肥胖、高盐膳食、饮酒。目前心脑血管病成为中国人首位死因，高血压是第一危险因素。通常我们把收缩压≥140mmHg，舒张压≥90mmHg，称之为高血压。但不是绝对的，因人而异。

(一)症状

轻中度的高血压会出现头痛、头晕、注意力不集中、记忆力减退、肢体麻木、夜尿增多、心悸、胸闷、乏力等症状。

(二)预防

1. 高血压与盐

从维持健康的角度可以说，无盐不行，盐多有害。吃盐过多是引起高血压的重要因素之一，尤其是有一部分人，他们对食盐(氯化钠)特别敏感，高盐饮食会使他们的血压明显增高；而严格限制食盐摄入后，血压会随之下降，这种高血压称为盐敏感性高血压。其发病率因地区、种族和年龄的不同而有明显差异，我国北方远比南方多见，老年人更易患。不是所有的高血压都对盐敏感，都是盐多造成的，但是限制食盐是所有高血压患者都需要的，都有利于降低血压或者预防并发症。

2．高血压与酒

饮酒和血压水平及高血压患病率之间呈线性相关，大量饮酒可诱发心脑血管事件发作。因此不提倡用少量饮酒预防冠心病，提倡高血压患者应戒酒，因饮酒可增加服用降压药物的抗性。

如饮酒，建议每日饮酒量应为少量，男性饮酒精不超过 30 克，即葡萄酒小于 100～150 毫升(2～3 两)，或啤酒小于 250～500 毫升(0.5～1 斤)，或白酒小于 25～50 毫升(0.5～1 两)；女性则减半量，孕妇不饮酒。不提倡饮高度烈性酒。世界卫生组织对酒的新建议是：酒，越少越好。

3．预防高血压，从小做起

低盐饮食，食盐 6 克或以下。减少"隐性食盐"(酱油、味精、咸菜、面碱、防腐剂苯甲酸钠、碳酸氢钠)，控制体重，避免肥胖。适量的蛋白质，尤其是大豆蛋白。低脂肪(25%以下)、低胆固醇(300mg/日以下)，增加钾的摄入，多吃蔬菜和水果，补充足量的钙、镁，戒酒戒烟，适当多运动。

四、高血脂

什么是血脂？血脂为血液中所含脂类物质的总称。血液中的脂类主要包括甘油三酯、磷脂、胆固醇和游离脂肪酸。血液中大部分胆固醇是人体自身合成的，少部分是从饮食中获得的。甘油三酯恰恰相反，大部分是从饮食中获得的，少部分是人体自身合成的。正常成人血浆脂类含量相对稳定，随食物变化，有一定的波动范围。

高脂血症，俗称高血脂。目前临床上常用的化验项目主要包括总胆固醇、甘油三酯、高密度脂蛋白胆固醇、低密度脂蛋白胆固醇等。

- TC：代表血浆总胆固醇，也有用 T－CHO 代表血浆总胆固醇的。
- TG：代表甘油三酯。
- HDL－C：血浆中高密度脂蛋白胆固醇。
- LDL－C：血浆中低密度脂蛋白胆固醇。

注意：其中 HDL－C 是"好"的胆固醇，越高越好，熟记顺口溜"高的高，低的低"。

(一)症状

血脂过高的直接损害是加速全身动脉粥样硬化，因为全身的重要器官都要依靠动脉供血、供氧，一旦动脉被粥样斑块堵塞，就会导致严重后果。大量研究资料表明，高脂血症是脑卒中、冠心病、心肌梗死、心脏猝死独立而重要的危险因素。

高脂血症(俗称高血脂)是导致心脑血管疾病的元凶，发病率高，因为缺乏不舒服的感觉，往往不能及时发现，但长期不治疗会导致冠心病、脑中风、高血压等疾病并出现相应症状，后果严重。

(二)预防

(1) 控制能量摄入，防止肥胖，减少膳食脂肪。多吃含优质蛋白质的食物如蛋清、瘦肉、脱脂奶等，多吃富含 n-3 不饱和脂肪酸的食物，如海鱼等海产品。

(2) 多吃有降脂作用的食物，如洋葱、大蒜、香菇、木耳、海带、紫菜、山楂、魔芋等。

(3) 减少钠盐，增加膳食纤维摄入量，不少于 30 克。多吃富含膳食纤维的食物，如蔬菜、豆类、粗粮等。

(4) 戒除烟酒。多吃富含维生素 C 的食物，多吃蔬菜水果。

(5) 拒绝动物内脏、肥肉、各类高胆固醇食物、甜食和纯糖类食物，控制单双糖摄入量。

五、冠心病(见本章末二维码)

六、痛风(见本章末二维码)

第四节　泌尿和内分泌系统常见的疾病

一、急性肾小球肾炎

链球菌感染后的急性肾小球肾炎在小儿和青少年中发病较多，男性发病率高于女性，为 2～3∶1，主要就是继扁桃腺炎、猩红热、鼻窦炎、皮肤感染后受到致病链球菌感染，使双肾小球出现的弥漫性损害，通常简称为急性肾炎，它多发于生活环境较差的大学生。

(一)症状

(1) 在链球菌感染后 1～3 周出现血尿、少尿。急性肾炎使肾小球滤过率降低，造成血尿或蛋白尿。即在前驱疾病后 1～3 周，或达恢复期，或达痊愈期，而突然出现血尿，有 40%

是肉眼血尿，呈鲜红色、洗肉水样或咖啡色，化验尿时，有红细胞管型和尿蛋白。

(2) 又因为肾小管的功能正常而出现水肿、高血压，水肿多在眼睑和面部，重症则全身浮肿，病后 1～2 周尿量增多后，水肿消退，血压降至正常。

(3) 亦可伴发面色苍白、全身软弱、恶心呕吐、头痛眼花等症状。

(二)预防

(1) 预防本病的根本在于避免链球菌的感染，积极控制链球菌感染的原发病。一旦有链球菌感染的疾病，必须严密注意继发急性肾炎的可能，以对症为主。

(2) 需严格休息，直到症状全部消退。要控制水、盐和蛋白质的摄入。如果诊治及时、准确、恰当，急性肾炎愈后很好，1～4 周经利尿、降压、消肿，能保证尿检查结果好。

(3) 若在急性期未能治愈或未得到充分的休养，可能转成慢性肾炎，所以，应对急性肾炎患者给予较长时间的随访跟踪。

二、尿路感染

尿路即是泌尿系统的输尿部分，有上尿路的肾盂、输尿管，下尿路的膀胱、尿道，这几个器官的感染均属尿路感染，如急性肾盂肾炎、膀胱尿道炎等。女性尿道短而直，又邻近肛门、外阴，故尿路感染率高于男性达数十倍。致病菌多是革兰氏阴性杆菌，其中 85% 是大肠杆菌。急性肾盂肾炎可在任何年龄发病，女性发病更多，并伴下尿路感染。

(一)症状

(1) 突然高烧，达 39 度以上，伴有寒战、头痛、周身酸痛、恶心呕吐、食欲不振，可持续 1 周。

(2) 腰痛和肾区的压痛、叩击痛。

(3) 膀胱刺激症状，即尿频、尿急、尿痛。

(4) 化验尿液，白细胞增多，尿细菌涂片或培养是阳性。

(二)预防

(1) 女大学生要养成良好的卫生习惯，在月经期要保持外阴部及尿道口的清洁，经常易患下尿路感染的女性，可在睡觉前内服抗生素，作为预防性投药，多饮水，让更多的尿液冲洗尿道，勤洗澡、勤换内衣内裤，可以减少尿道口附着的细菌，有助于防止尿路感染。

(2) 除卧床休息、多进水多排尿外，要针对症状处置，关键是应用抗菌素，控制细菌感染。只要治疗及时、有效，可以很快治愈，但需严防复发或重新感染。

女性更易感染急性细菌性膀胱炎。它以严重的膀胱刺激症状为主，并有血尿、脓尿，膀胱区有压痛,尿化验白细胞多、红细胞少,尿培养出大肠杆菌或变形杆菌。经药物治疗1～2周,可获治愈,选用抗生素最好以细菌培养的药敏试验为依据,可起到事半功倍的效果。

但由结石、肿瘤、前列腺增生等致尿潴留所诱发的尿路感染,还应根治原发疾病,才能得到根治。

三、尿道综合征(见本章末二维码)

四、尿毒症

尿毒症不是一个独立的疾病,又称为肾功能衰竭综合征或简称肾衰。指人体不能通过肾脏产生尿液,不能将体内代谢产生的废物和过多的水分排出体外,使人体中毒。尿毒症是肾功能丧失后,机体内部生化过程紊乱而产生的一系列复杂的综合征。目前大学生由于学习就业压力大,生活不规律、饮食重口味,使这种病发生率呈上升趋势。

(一)症状

(1) 尿毒症常见症状有面容苍白灰暗、全身乏力、消瘦。

(2) 尿毒症期各系统都会出现症状,最早是胃肠道,表现为厌食、腹部不适,继之出现恶心、呕吐、腹泻、舌炎、口腔溃疡,呼气有尿味,后期可致消化道出血而出现黑粪和呕血。

(3) 精神、神经系表现头痛、头昏、神志恍惚、表情淡漠、嗜睡、昏睡,甚至昏迷。烦躁不安、肌肉颤动、抽搐、惊厥在晚期亦常见。

(4) 心血管系表现血压升高,心律失常,晚期可出现纤维素性心包炎和心力衰竭。造血系表现严重贫血,晚期可有出血症状。

(5) 呼吸系表现酸中毒时呼吸深而长。晚期可致尿毒性支气管炎、肺炎和胸膜炎。

(6) 皮肤表现皮肤无华、干燥脱屑。尿素从汗腺排出后,可凝成白色尿素霜,并可刺激皮肤而出现奇痒。

(7) 代谢性酸中毒和酸碱平衡失调所致的各种症状。

(二)预防

(1) 要注意不能感冒,因为尿毒症病人身体比较虚,怕冷,感冒会造成肌肝的快速增加。不能参加体力劳动,要休息好,要保持良好的心态,心情不好和上火等往往会加重病情。尿毒症病人由于体内的毒素不能正常排出造成自身酸碱度失去平衡,主要症状是全身皮肤瘙痒,这时一定要注意不要用手挠,挠破了就会造成皮肤溃疡,应该经常用温水轻擦等。

呕吐、腹泻频繁的患者应注意水，电解质紊乱，出现有关症状时应及时通知医生。呼吸有氨味者，易并发口腔炎，应加强口腔护理。病人大便每天最好保持在 2～3 次。

(2) 饮食治疗。要给予患者充足的热量，可不限制脂肪和糖的摄入，以防止体内蛋白质分解，维持氮质平衡。给予低盐、低蛋白饮食，蛋白质是高生物价的鸡蛋、牛奶等动物蛋白，忌食含大量非必要氨基酸的植物蛋白(如核桃、花生、瓜子等坚果和苦杏仁等)。

还应给予大量维生素，应注意水果和蔬菜中含蛋白质的量。主食应限制谷类的摄入，给予高热量、低蛋白的麦淀粉、玉米淀粉、藕粉等。进食米类、肉类、鱼类时先水煮去汤后再烹饪食用，或低磷饮食加服磷结合剂。

尿毒症期患者水代谢失调，应视具体情况而定，一般入液量掌握在 2L 左右。饮食中还应注意钾、钠、镁等微量元素的补充或限制。由于尿毒症患者病情多变，应根据其实验室检验报告随时调整饮食治疗方案。

(3) 尿毒症虽是致命的疾病，但也并不是无药可医。对无诱发因素的病例，肾功能不可逆转时，可考虑做透析治疗。透析疗法包括口服、腹膜、血液透析(人工肾)三种；口服透析治疗仅适用于轻度的尿毒症患者。因此，透析疗法是治疗晚期尿毒症的有效方法之一。

五、糖尿病(见本章末二维码)

第五节　皮肤常见的疾病

皮肤作为人体的第一道生理防线和最大的器官，时刻参与着机体的功能活动，维持着机体和自然环境的对立统一，机体的任何异常情况也可以在皮肤表面反映出来。皮肤病是皮肤(包括毛发和甲)受到内外因素的影响后，其形态、结构和功能均发生变化，产生病理过程，并相应产生各种临床先后表现，如疖疮、真菌病、皮肤细菌感染等。在大学生中，皮肤病的发病率较高，严重影响大学生的情绪和心理健康，但多数比较轻，常不影响身体健康，而少数较重需要医生指导。

一、痤疮

痤疮是皮脂、汗腺皮肤病，常见的还有酒渣鼻及臭汗症。痤疮也称为青年痤疮，好发于 16～25 岁的青少年，因青春期人体内分泌机能有较大变化，皮脂腺分泌旺盛，如再伴有化脓球菌的混合感染，形成慢性化脓性毛囊炎，即痤疮，主要发病于颜面部，是大学生非常关注的常见病。

(一)症状

痤疮初起为红色、大小不等的圆锥状丘疹或小结节，称丘疹样痤疮；逐渐增大，中央形成脓疱，称脓疱性痤疮；毛囊内脂肪栓子经空气氧化和尘灰的混入，成黑褐色，即黑头粉刺。挤压后，脂栓进出，遗留下小凹或小瘢。如此反反复复，使面部凹凸不平，犹如橘皮。

(二)预防

(1) 不要经常用手挤捏、挤压患处。有的学生过于在乎颜面，控制不住自己的手，岂不知手上也有很多细菌，面部又有创口，很容易感染。

(2) 注意清洁，勤用洗面奶、热水洗净脸面，用点婴幼儿的护肤品即可。不要滥用刺激性化妆品，不要迷信大牌子、高档进口化妆品，不宜浓妆艳抹。

(3) 饮食应该禁忌肥肉、奶油等高脂肪、高糖食物，少吃酒、辣椒和糖果，少吃鱼、虾等海味及鸡蛋、腌腊味、动物油、蚕豆、豌豆、笋类及其罐头食品等。多吃新鲜蔬菜。

(4) 若出现红肿感染，可以在局部交替使用含硫黄药霜或相应药物，比较重的，需在医生的严格指导下，应用己烯雌酚、绒毛膜促性腺激素等药品。

(5) 大学生应该加强体育锻炼，培养自己的兴趣爱好，有释放激情和压力的渠道，保持良好的心情，对身体和皮肤都有好处。

总之，痤疮的发病缘于青春期雄性激素分泌过多，所以，在青春期，很难根治，青春期过后，可自然痊愈。

二、脂溢性皮炎

脂溢性皮炎在皮脂发达部位较易发生，是发生在皮脂溢出基础上的一种慢性炎症，好发于皮脂溢出区，往往局限于头皮，严重者可向面部、鼻唇沟、眉、眼睑、胸背中部、脐窝及腹股沟或腋部发展。

(一)症状

皮损初为毛囊性小丘疹，逐渐融合成大小不等的黄红色斑片，上覆油腻性鳞屑结痂，重者可呈轻度渗出性湿疹样皮炎，局限于某一部位或泛发，甚至发展为红皮病。表现头皮多脂、油腻发亮、头皮刺痒、脱屑较多，常伴有不同程度瘙痒，成年人多见。

(二)预防

其发病与皮脂分泌过多、消化不良和维生素缺乏有密切关系。

(1) 宜食入富含维生素 A、B_2、B_6、E 的食物，因为维生素 A、B_2、B_6 对脂肪的分泌有调节和抑制作用。维生素 E 有促进皮肤血液循环、改善皮脂腺功能的作用。

富含上述维生素的食物有动物肝、胡萝卜、南瓜、土豆、卷心菜、芝麻油、菜籽油等。值得注意的是要吃富含维生素的食物，尤其是维生素 A 的食物要适量多吃，猪肝、胡萝卜、蛋黄等，以纠正毛囊皮脂角化异常，防止毛囊堵塞。

(2) 忌食辣椒、胡椒面、芥末、生葱、生蒜、白酒等辛辣刺激性食物，因刺激性食物可影响机体内分泌，从而造成皮肤刺痒，影响治疗。

(3) 忌食油腻食物，这类食物摄入过多会促进皮脂腺的分泌，使病情加重。同时，还要注意少吃甜食和咸食，以利于皮肤的康复。

三、日光性皮炎

日光性皮炎是由于一些人对紫外线过敏所致，夏季尤为常见。有些大学生通常在日晒 1～2 天后发病，皮疹多发于面部、颈部和颈前 V 形区、手背及上肢。日光性皮炎的发生，和个人体质、肤色深浅有关。体质弱、肤色浅的人症状会更重，老人、小儿易发病，更要注意防护。

(一)症状

表现为小丘疹、小水疱、自觉瘙痒，严重时非光照部位也可起皮疹，不疼痛，瘙痒明显，消失很慢。少数患者表现为红斑水肿或斑块，有类似于烫伤的感觉，日晒后症状明显加重，痛痒难忍，夜间尤甚，适当避光后会有好转。如不积极治疗，可形成慢性光敏性皮肤病。

(二)预防

(1) 应尽量避免日光曝晒。外出时做好防护如打伞、戴草帽、手套等。一旦发生皮疹，可外用含有激素的各种软膏或霜剂，也可请教医生选择适合的口服类药物。

(2) 经常参加户外锻炼，使皮肤产生黑色素，以增强皮肤对日光敏感性。

四、荨麻疹

荨麻疹俗称风疹块，是由于皮肤、黏膜小血管扩张及渗透性增加而出现的一种局限性水肿反应，通常在 2～24 小时内消退。

(一)症状

1. 急性荨麻疹

常是急性发作，全身瘙痒、风团、皮疹，可伴高烧，严重者血压下降甚至休克，病程1～2周内自然痊愈，应积极治疗。

2. 慢性荨麻疹

慢性荨麻疹是一种常找不到病因的疾病，患者常不定时地在身上、脸上或四肢发出一块块红肿且很痒的皮疹块，常常越抓越痒，越抓越肿。发作次数从每天数次到数天一次不等。病情轻重与发病情况也可因人而异，有很大差异。

3. 胆碱能性荨麻疹

多发生于青年期，当受热、精神紧张、摄入热的食物或饮料，或在运动后体温略增，增热的血流刺激大脑体温调节中枢，兴奋胆碱能性神经并释放乙酰胆碱。当停止运动或平静以后，症状即可消退，严重的话，症状完全消退可能要经过数月或数年不等。

4. 寒冷性荨麻疹

人体暴露在冷环境中引起的过敏反应，常在浸入冷水或接触寒冷物质的部位发生水肿和风团，多见于面部、手部，也可累及其他部位，自觉瘙痒，有的还有头痛、皮肤潮红、低血压等全身症状，严重者可发生休克。

5. 蛋白胨性荨麻疹

一次食量过多(过食猪肉和海鲜)，同时精神激动和大量饮酒时，蛋白胨可以通过肠黏膜吸收入血而致病，出现皮肤充血发红、风团，伴头痛、乏力。

6. 日光性荨麻疹

主要表现为皮肤暴露于日光数秒至数分钟后，局部迅速出现瘙痒、红斑及风团、血管性水肿，持续1～2小时。以女性多发。

7. 皮肤划痕症

皮肤划痕症亦称人工性荨麻疹。用手搔抓或用钝器划过皮肤后，沿划痕发生条状隆起，伴有瘙痒，不久消退。可单独发生或与荨麻疹伴发。可发生于任何年龄。

8. 丘疹性荨麻疹

与蚊虫叮咬有关，如臭虫、跳蚤、虱、螨、蚊等昆虫叮咬皮肤后注入唾液，诱发的过敏反应。皮疹为绿豆至花生米大小略带纺锤形的红色风团样损害，顶端常有小水疱，有的为半球形隆起的紧张性大水疱，皮疹多发于躯干、四肢，可成片或散在，瘙痒明显。

(二)预防

(1) 不要去抓。一般人对于皮肤痒的直觉反应都是赶紧用手去抓，但这样不但不能止痒，还可能越抓越痒，主要是因为当你对局部抓痒时，反而让局部的温度提高，使血液释放出更多的组织胺(过敏源)，反而会更恶化。

(2) 不要热敷。用热敷止痒，虽然热可以使局部暂时获得舒缓，但其实反而是另一种刺激，因为热会使血管紧张，释放出更多的过敏源。如有些人在冬天浸泡在热的温泉或是澡盆中，或是保暖过度包在厚重的棉被里都很有可能引发荨麻疹。

(3) 忌吃含有人工添加物的食品；忌吃鱼、虾、蟹、牛奶、蛋、酒、杨梅等；忌吃油煎、油炸、辛辣类的食物。

(4) 多吃含有丰富维生素、呈碱性的食物，如葡萄、绿茶、海带、西红柿、芝麻、黄瓜、胡萝卜、香蕉、苹果、橘子、绿豆、薏仁等。

(5) 多休息，勿疲累，适度地运动。

(6) 尽量少到草丛、树荫下或潮湿、蚊虫多的地方，室内可熏蚊香，发生皮疹后可外用含有激素的各种软膏或霜剂，或选择适合的口服药物。

五、过敏性皮肤病

由植物花粉及花粉螨虫引起的过敏性疾病，使过敏体质者呼吸道、眼部和皮肤过敏的反应。

(一)症状

主要表现为阵发性喷嚏、流清鼻涕和鼻塞、头痛、流泪，如感冒，皮肤可出现局部或全身性荨麻疹、瘙痒等症状。

(二)预防

应尽量少吃高蛋白质、高热量的饮食，有过敏史的人，尽量少去花草树木茂盛的地方，外出郊游时要穿长袖衣裤、鞋袜，并带脱敏药物。

若皮肤发痒、全身发热、咳嗽、气急，应迅速离开此地，若症状较轻，可口服脱敏药，一旦出现哮喘症状时应及时到医院诊治。

六、毛囊炎、疖、痈

毛囊始于真皮的下部，经过真皮的上部、表皮，止于皮肤的表面毛囊开口处。细菌感染不同的部位，有不同的病名，实际上都是毛囊炎。疖是一个毛囊及所属皮脂腺的急性化脓性感染。痈是真皮和皮下组织多个疖肿感染的集合，实际上是几个毛囊的炎症，多发生在皮肤较厚的颈部或背部。

(一)症状

疖的炎症范围大，临床表现的红色硬结节也大，压痛明显，2～3 天后硬结中心坏死形成脓疡，破溃后，排出脓液、脓栓和坏死组织，肿胀消退 1～2 周后结疤愈合。常有发热。附近淋巴结肿大，个别人引起败血症。

痈呈现大片酱红色、略有隆起的硬块，随着中央皮肤坏死，形成多个脓栓，脓栓脱落局部为蜂窝状，疼痛剧烈，活动受限，伴发热、畏寒、白细胞计数增加等全身感染中毒症状。

(二)预防

(1) 疖好发生在面、颈、臂及臀部等，对此部位发生的疖，千万不要自己动手挤压，以免炎症扩散甚至导致严重后果。因为鼻孔和上唇部的血管与脑内的血管相通，鼻与上唇两角区域又称危险三角区，发生在此处的疖如果溃破，容易通过血行播散引起颅内感染，严重者可致死亡。

(2) 除选用抗菌素治疗外，对局部，早期可热敷或敷药，深部的脓肿可穿刺刺出脓液，也可手术切开引流。

(3) 对脓栓多、坏死重的，要手术切除坏死组织，再逐日换药，若创面过大，应予植皮。

七、手足癣

手足癣主要是真菌感染，真菌生命力极强，难以杀灭，再有带菌者比比皆是，成为防不胜防的传染源。大学生生活在集体环境中，生活空间较小，交叉机会较多，更需注意。

(一)症状

(1) 足癣发病率极高，依据皮肤损害特点，容易确诊三种类型：第一种是汗疱型，患处有明显的不易破裂的水疱、觉痒，可发展成各种形态的片状，如不去抓挠，数日后，干枯脱皮，露出鲜红色的底部，若抓挠弄破水疱，则有无色液体溢出。第二种是间擦糜烂型，多在趾间，皮肤被感染后，潮湿变白，变得容易剥脱，剥后见糜烂创面，并有溢液。第三种是鳞屑角化型。在足底、足侧或足跟处微红的底面上出现表皮增厚、粗糙和片、点状的鳞屑。三种病损可单独存在、同时存在或交替存在。间擦糜烂型的易有继发性感染，如肢体的丹毒、蜂窝组织炎、管状淋巴管炎和淋巴结炎。

(2) 手癣多由足癣蔓延而来，所以临床表现大致相同。因手与足所处环境不同而有各自的特点：其一是手经常暴露，而且易洗，既较干净也较干燥，很少发展到间擦糜烂型，其二是接触外界的机会更多，受污染的机会也更多，敷药不可能维持较长时间，故治疗更困难。

(3) 甲癣俗称"灰指(趾)甲"，指(趾)甲被真菌感染后，变形、变色、变脆，呈灰白色增厚，且无光泽，随着甲下被蛀空，使甲板与甲床分离。

(二)预防

(1) 大学生去公共浴池洗澡，不要用公共毛巾、脸盆和拖鞋等，避免交叉感染。

(2) 每天洗脚后要擦干，保持趾间干燥，鞋袜要勤洗勤换。足汗较多的人应穿较透气的鞋子，并可搽足粉，以保持足部干燥，或穿防霉鞋、袜。

(3) 若发现手脚上有汗疱或鳞屑时，及早治疗，将其消灭在萌芽状态。

(4) 了解皮肤癣菌病的传染途径和传染方式以及预防对策。对于感染过的衣服、被褥、鞋袜、帽子、枕套等用具应定期消毒。对过集体生活的大学生，更应该自觉养成良好的卫生习惯。

(5) 膳食要均衡，多吃粗粮，预防维生素 B_1 缺乏造成的营养不良性"脚气病"。

第六节　生殖系统常见的疾病

处于青春后期的大学生，生殖系统已经发育成熟。但有的同学心理成熟度还远远落后生理的发育速度，对生理知识的掌握理解还一知半解，思想又比较开放，恋爱同居现象较多，遇到问题只会上网查询，回避家长、老师、医生的帮助。所以大学生应学会注意身体保健，如发现身体不适，应及时去正规医院看医生，以免加重病情。

一、痛经

痛经分为原发性和继发性两种。

原发性痛经是指不是器质性疾病引起，发生在月经初潮不久的痛经，也称为功能性痛经。功能性痛经还与心理因素、体质强弱、子宫收缩有关。平常情绪容易紧张，对疼痛比较敏感，稳定情绪差些的女孩子容易产生痛经；体质弱、缺乏锻炼的女孩子容易产生痛经；

因子宫对黄体素敏感，而使子宫过度收缩或因子宫颈口狭小、子宫位置不正，造成经血流通不畅，促使子宫强烈收缩，以排出经血，引起痛经。

继发性痛经是指由于生殖器官发生病变，如子宫内膜异位症、炎症等引起的痛经。

(一)症状

(1) 大多数女生是轻微的下腹部酸胀、乳房胀和乏力感觉。

(2) 有少数女生(10%左右)在月经前几天，或月经来潮时，下腹部或腰部会发生剧烈的胀痛、绞痛或阵痛，有的还伴有恶心、呕吐或出现面色苍白、手脚冰凉、出冷汗甚至晕倒的现象。有的不能吃喝，不能活动，稍有点刺激就疼痛难忍，只能卧床。

(二)预防

(1) 保持精神愉快、学会自我调节，听音乐、看小说、看电影，注意休息、避免剧烈运动，缓解月经前后的恐惧心理。平时加强体育锻炼，提高对环境的适应能力和抗病能力。

(2) 如果痛经较重，可以在医生指导下服用一些镇痛、止痛、抗痉挛药物，缓解痛经。

(3) 多喝热水、热汤等促进血液循环，或用热水袋、热帖等热敷痛胀处。忌食生冷和刺激性食品。一般来说，25 岁以后，特别是结婚生育后，伴随子宫得到充分的发育以及内分泌活动的更加稳定，原发性痛经会自然好转。所以，青春期患痛经的女孩子不必过于担忧。

二、月经失调

月经是卵巢分泌的激素刺激子宫内膜造成的，卵巢分泌激素要受脑下垂体激素和下丘脑释放激素的控制。因此，无论是卵巢、脑下垂体发生异常，还是下丘脑发生异常，都能影响月经。

(一)症状

(1) 月经周期缩短或延长，也有停经、闭经的现象。出血量有异常，或多或少。

(2) 月经前、月经时的腹痛及其他的全身不适症状。也常见于子宫肌瘤、子宫内膜息肉、子宫内膜异位症等疾病情况或功能失调性子宫出血。

(二)预防

(1) 情绪会引起月经失调，女生要保持乐观开朗的生活态度。

月经是女性最敏感的一种生理活动，情绪的高度兴奋或抑制等，都会对大脑产生一种精神抑制，导致不能正常地分泌激素，比如，各种重要的考试造成的压力，家里、学校、个人遇到重大突发事件，都有可能干扰月经，造成停经或闭经，但精神抑制大多是一阵性的，调整过后会得到回复。

(2) 节食减肥会引起月经失调，女生切不可盲目节食。

女性体内脂肪至少达到体重的 22%，才能维持正常的月经周期。有的女生为了追求骨感美，过度节食，由于机体能量摄入不足，造成体内大量脂肪和蛋白质被消耗，致使雌激素合成障碍而明显缺乏，影响月经来潮，甚至经量稀少或闭经，所以，体重超重的女生要健康科学减肥，树立正确的审美观，不要盲目随从，给自己健康带来隐患，危害一生。

(3) 生活中学会爱护自己身体。女生月经期注意保暖，常言道"寒从脚下起"，寒冷刺激，会使盆腔内的血管收缩，引起月经过少甚至闭经。因此，女生日常生活中应注意经期防寒避湿。

(4) 克服不良的生活习惯，比如抽烟、喝酒，晚上不睡早晨不起，频频聚会等，这些都可能影响月经周期的正常规律。

三、白带及阴道炎

伴随月经的到来，许多女孩子会注意到阴道常常有乳白色、蛋清一样、无异味的黏性液体排出，这就是白带。

白带来源于子宫颈和阴道，由宫颈分泌的黏液、阴道黏膜分泌物、子宫和阴道脱落的表皮细胞以及少量白细胞与阴道杆菌混合而成。白带使阴道保持一定潮湿度。在青春发育期，阴道内生长了很多阴道杆菌，在阴道湿润的环境中，阴道杆菌生长旺盛，并使阴道呈酸性，可以抑制或杀死外来的病菌。

在青春期中，随着生殖器官的发育及机能的成熟，白带的生成增多，月经前和月经期以及从事体力活动时，也促使白带分泌增加，发生外流，这都是正常现象。

(一)症状

正常的白带是乳白色、无特殊气味的黏液，但当白带量增多、颜色改变时，说明阴道已经被细菌或微生物侵入。黄白色说明阴道内除杆菌外，还有其他杂菌；如果除了颜色改变外，白带还带血，有异味，说明生殖器官有炎症或其他疾病。由于感染的病源不同，白带异味也各不相同，根据不同的白带性状，伴随的症状及体征分以下几种。

(1) 霉菌性白带：白带异味，呈糊状或呈凝乳状，可见阴道壁充血，病情重时外阴红肿，阴道黏膜附有白色的膜状物，拭去白膜，可以看到粗糙红肿以及受损的糜烂面及表浅的溃疡，病人可自觉外阴瘙痒、灼痛。

(2) 滴虫性白带：由滴虫引起的白带异味，色呈黄色，质地稀薄，有泡沫。阴道壁出血，甚至出现杨梅样出血点。病人自觉外阴瘙痒，白带实验室镜检可见滴虫。

(3) 盆腔炎性白带：盆腔炎包括宫颈炎、宫体炎、附件炎等，其炎症引起的白带色黄，质地黏稠，味腥臭，呈脓性。

(二)预防

1. 定期检查

即使没有任何不适也应该定期检查，每年至少做一次全面的妇科体检。

2. 科学清洁

最好用温的白开水，或女性护理液进行日常的清洁保养。有的女生过于洁癖，用碱性洗液或沐浴露等清洗，反而容易破坏阴道内环境，更容易生病。

3. 及时就医

白带异味后还出现其他不适，如血丝等，都应立即去医院诊治。

4. 平日不用卫生护垫

有些女生担心白带弄脏内裤或懒得洗内裤，平日总是用卫生护垫。这种做法是不可取的，很容易滋生大量的细菌。所以，不是月经期尽量不要用卫生护垫。

5. 增强免疫力

要经常锻炼身体，增强体质；要保证充足的睡眠，多食富含维生素的食品；要学会调节自己的情绪，心情愉快时免疫力会增强。

6. 警惕洗衣机

几乎每个洗衣桶内都暗藏霉菌，而且洗衣机用得越勤，霉菌越多，内裤最好单独清洗。

7. 注意公共场所卫生

公共场合可能隐藏着大量的霉菌，去公共浴池洗澡不要随意坐和泡。出门在外，不要使用宾馆的浴盆，使用马桶前垫上卫生纸，等等。

8. 注意同居伴侣卫生

现在大学生出去同居开房的较多，如果你感染了霉菌性阴道炎，需要治疗的不仅是你，还有你的他，都要注意卫生。女大学生更要洁身自爱。

9. 穿着全棉内裤

紧身化纤内裤会使阴道局部的温度及湿度增高，有利霉菌繁殖，建议选用棉质的内裤。

四、功能失调性子宫出血(见本章末二维码)

五、乳房囊性增生病(见本章末二维码)

六、乳腺纤维腺瘤

乳腺纤维腺瘤是雌激素刺激的结果，好发于性功能旺盛的 18～25 岁的女性，也是女大学生的常见病，是常见的良性肿瘤，极少恶变。发展缓慢，没有症状，不影响生活和工作，可以密切观察定期随诊。

(一)症状

(1) 本病肿块多在乳头的外上方，75％为单发，具有良性肿瘤的典型特征：表面光滑、边界清楚、质地坚硬、容易推动、生长缓慢，多无自觉症状。

(2) 终因其有恶变的可能，所以，有的人一旦发现，及早手术切除，以绝后患。医生建议也可以定期观察，待女性结婚后再手术切除。

(二)预防

(1) 建立良好的生活饮食习惯，避免和减少心理紧张因素，保持心情舒畅。

(2) 控制高脂肪、高热量饮食的摄入，不乱服用外源性雌激素。

(3) 掌握乳房自我检查方法，养成每月一次的乳房自查习惯，若发现原因不明的乳腺结节，应及时去医院诊断。积极参加乳腺癌筛查。

七、睾丸炎和附睾炎

睾丸炎通常是由细菌和病毒引起，睾丸本身很少发生细菌性感染。由于睾丸有丰富的血液和淋巴液供应，对细菌感染的抵抗力较强。细菌性睾丸炎大多数是由于邻近的附睾发炎引起，所以又称为附睾—睾丸炎。

多发于青壮年人，如果不及时进行治疗，有可能诱发前列腺炎、内分泌疾病、肾炎等肾脏疾病、泌尿感染疾病、恶性肿瘤等疾病，严重的还可能导致丧失性功能，甚至丧失生育能力。

附睾炎大多由邻近器官感染蔓延所致，如果不彻底治疗，最后会因瘢痕形成阻塞管腔，从而丧失生育能力。反复发作形成脓肿者可行附睾切除术，若切除双侧附睾，其生育力将无法保留。

(一)症状

(1) 高热、畏寒。睾丸疼痛，并有阴囊、大腿根部以及腹股沟区域放射痛。

(2) 患病睾丸肿胀、压痛，如果化脓，摸上去就有积脓的波动感觉。

(3) 常伴有阴囊皮肤红肿和阴囊内鞘膜积液。

(4) 儿童发生病毒性睾丸炎，有时可见到腮腺肿大与疼痛现象。

(二)预防

(1) 如在按摩时发现有疼痛感，可能为睾丸炎或附睾炎，请及时到医院检查。

(2) 急性腮腺炎睾丸炎双侧病变，可以引起生精活动不可逆的破坏，甚至睾丸萎缩，导致男子不育症。

(3) 应多吃新鲜蔬菜与瓜果，增加维生素 C 等成分摄入，以提高身体抗炎能力。

(4) 避免吃辛辣刺激食物、吸烟、饮酒、久站久坐、过度性生活、频繁自慰等。

八、包皮龟头炎

包皮龟头炎是男性最常见的生殖器官疾病，是指包皮内板与阴茎头的炎症。本病亦可由细菌、真菌感染或药物过敏引起。

正常包皮腔内分泌一种类脂物质，包茎或包皮过长时，包皮内皮脂腺的分泌物不能排出，并逐渐形成奇臭的包皮垢。包皮垢适宜细菌生长，故可引起阴茎头及包皮发炎。发生在尿道口的炎症，愈合后可引起尿道口狭小，造成排尿困难。阴茎头受包皮垢长期刺激还可能发生阴茎癌。

该病如果不能及时有效治疗，容易引起泌尿生殖系统的其他疾病，如前列腺疾病、性功能障碍、男性不育等。

(一)症状

(1) 念珠菌性包皮龟头炎，多见于包皮过长，有不洁性交史，阴茎包皮、龟头轻度潮红，包皮内板及龟头冠状沟处可有白色奶酪样分泌物，龟头可有针头大小淡红色丘疹，若侵犯包皮外面及阴囊，可见鳞屑性红斑。如舟状窝累及则可有尿频、尿痛等。局部可有烧灼感及瘙痒等。偶尔可发生暴发性水肿性包皮龟头炎，主要表现为阴茎包皮明显水肿、剧痒，有浅在溃疡。

(2) 急性浅表性龟头炎，多因内裤摩擦、创伤或肥皂、清洁剂局部刺激引起。表现为水肿、红斑、渗出、糜烂，继发感染有脓性分泌物，易形成溃疡，自觉疼痛。

(二)预防

(1) 经常清洗包皮和阴茎头，保持包皮腔内清洁和干燥。

(2) 平时应注意养成良好的卫生习惯，对包皮过长或包茎(包皮不能翻转)者行包皮环切术。

(3) 若出现包皮龟头炎，在患处将包皮翻转用高锰酸钾液浸泡清洗，适当应用抗生素，多在数天内治愈。若较严重，则需在医生指导下进行有效治疗。

第七节　其他常见的疾病

大学生经常出现的疾病还有五官科疾病。"五官科"指眼、耳、鼻、喉和口腔科。鼻炎、鼻窦炎常见病在呼吸系统介绍，复发性口腔溃疡、牙周炎等疾病在消化系统介绍，本节重点介绍在大学生中频率较高的常见疾病：结膜炎、沙眼、麦粒肿、急性中耳炎等。

一、结膜炎

结膜炎是眼科常见病，以结膜充血、分泌物增多为基本病变，因致病原因不同，分类颇多。微生物性结膜炎中，以细菌感染的居多，病毒感染的逐渐在增多，寄生虫感染的较少；非微生物性结膜炎是指由异物、创伤、粉尘、强光、化学物质等因素所引起。

(一)急性卡他性结膜炎

急性卡他性结膜炎是细菌的感染，春秋两季多发，传染性极强，尤其在集体宿舍，易造成广泛流行，以能接触眼的手绢、毛巾、手为传染媒介，常见致病菌是柯-魏氏杆菌和肺炎双球菌。

1. 症状

结膜充血和较多的脓性分泌物。轻者，自觉眼部瘙痒不适或异物感，因分泌物遮幅视线，有暂时的视物不清，上述症状从早晨至晚间逐渐加重，甚至影响睡眠。体检可见结膜充血和少量的黏液性分泌物。重者则增加畏光和灼热感，体检见全部结膜均明显充血，中央还会有轻度水肿，可有较多的脓性分泌物。急性卡他性结膜炎多同时侵犯双眼，如不累及角膜，无眼痛，3~4天达高峰，约2周可渐愈。

2. 预防

患眼早期可冷敷，脓性分泌物过多，可用硼酸或生理盐水冲洗，白天选用抗菌素眼药水滴，晚间用抗菌素眼药膏涂。即便自觉好转、症状消退，仍需继续使用眼药数天，以防止复发。

老百姓俗称的红眼病，是急性传染性结膜炎的一种，通过接触传染的眼病，如接触患者用过的毛巾、洗脸用具、水龙头、门把手、游泳池的水、公用的玩具等都容易患此病。因此，该病常在幼儿园、学校、医院等集体单位广泛传播，造成暴发流行。

总之，只要感觉眼睛有异物感、充血等症状，应及时到医院就诊，确诊后对症治疗。

(二)病毒性结膜炎

病毒性结膜炎经 5～12 天的潜伏期后出现症状，包括结膜充血、水样分泌物、眼部刺激和睡醒时上下眼睑粘住。常双眼出现症状，而通常从一眼先开始。在我国流行，传染性极强，临床症状极重，一旦暴发流行，对人们的学习和工作影响很大。

1. 症状

该病传播媒介是手、物品或水，接触后 1～2 天即可急速发病，在眼睛刚感到不适时，很快出现红眼，并伴有极重的异物感、畏光、流泪，有分泌物。体检见双眼结膜充血、红肿甚至高出角膜，以后出现结膜下出血。病人的结膜表面可有纤维蛋白的假膜和炎性细胞或病灶性角膜炎症。甚至结膜炎消退后，用裂隙灯检查可见残留的角膜瘢痕形成(0.5～1.0mm)达 2 年或 2 年以上。

2. 预防

防治本病的关键是及早发现疫情，将患者隔离，对公共场所进行严格控制，切断传染途径。

二、沙眼

沙眼是沙眼衣原体感染所致，以结膜表面粗糙不平、形为沙粒而命名。1949 年前它的广泛传播曾是人致盲的主要原因，至今仍被列入在校学生中重点防治的眼病之一。

(一)症状

(1) 沙眼鲜有急性过程，初起时，几乎没有明显症状，有的是轻微的痒、干或异物感。

(2) 慢性的炎症若没及时医治，会出现并发症、后遗症而致视力减退，甚至失明。

(3) 如具有睑结膜充血、乳头肥大、滤泡形成、角膜血管翳等典型表现，是可以确诊的。

(二)预防

(1) 培养个人良好的卫生习惯，加强公用场所的卫生管理。

(2) 治疗无并发症的，可选用氯霉素眼药水、土霉素眼膏、利福平眼药水。如果已经出现沙眼性睑下垂、睑内翻倒睫等并发症，或是滤泡过多的沙眼，应选相应的手术治疗。

三、麦粒肿(俗称针眼)

眼睑有两种腺体，在睫毛根部的叫皮脂腺，其开口于毛囊；另一种靠近结膜面埋在睑板里的叫睑板腺，开口于睑缘。

麦粒肿就是这两种腺体的急性化脓性炎症。引起麦粒肿的细菌多为金黄色葡萄球菌。麦粒肿俗称针眼，是睫毛毛囊附近的皮脂腺或睑板腺的急性化脓性炎症。女大学生愿意化妆，描眼线，有的化妆品不符合卫生标准，容易造成睫毛毛囊的腺体和睑板腺感染。

麦粒肿分为外麦粒肿和内麦粒肿两种类型。

(一)症状

(1) 外麦粒肿炎症在睫毛根部，形成黄色脓疱，开始睑缘部呈局限性充血肿胀，2～3日后形成硬结，胀疼和压痛明显，以后硬结逐渐软化，用针刺破将脓水排出，逐渐恢复。

(2) 内麦粒肿炎症在睑板腺及周围，在充血的睑结膜表面常隐约露出黄色脓块，可能自行穿破排脓于结膜囊内，睑板腺开口处可有轻度隆起，充血，亦可沿睑腺管通排出脓液，少数亦有从皮肤而穿破排脓，如果睑板未能穿破，同时致病的毒性又强烈，则炎症扩大，侵犯整个睑板组织，形成眼睑脓肿。

(二)预防

(1) 物理疗法，起针眼初期，采用局部热敷法，用热眼罩、热毛巾进行热敷眼睛，每天2～3次，每次15分钟。

(2) 晚上睡前涂红霉素眼膏，白天滴左氧氟沙星眼水。若有附近淋巴结肿痛和发烧等现象，应去医院，遵医嘱服抗生素药。

(3) 要多休息，少吃油腻和刺激性的食物。

(4) 脓肿成熟的患者可去医院切开排脓，切忌自己挤压，以免炎症扩散引起眼眶蜂窝织炎或败血症。

四、角膜软化症(见本章末二维码)

五、干眼症

现代生活方式下，学生时刻离不开电脑、手机，还有看书、开车、玩游戏、隐形眼镜、美瞳等行为都消耗眼睛，最常见的眼病是干眼症。干眼症是指任何原因造成的泪液质、量异常或动力学异常，导致泪膜稳定性下降，并伴有眼部不适或眼表组织病变特征的多种疾病的总称，又称角结膜干燥症。大学生要了解眼科常见疾病的防治原则及策略，增强健康意识以及自我保健能力。

(一)症状

(1) 眼睛干涩、容易疲倦、眼痒、有异物感、痛灼热感、分泌物黏稠、怕风、畏光、对外界刺激很敏感。

(2) 有时眼睛太干，基本泪液不足，反而刺激反射性泪液分泌，而造成常常流泪。

(3) 较严重者眼睛会红肿、充血、角质化、角膜上皮破皮而有丝状物黏附，这种损伤日久则可造成角结膜病变，并会影响视力。

(二)预防

(1) 避免长时间处在空调房间，泪液增发得快，最好用加湿器。有的同学喜欢汗蒸、火龙浴等，不要时间太长，防止对角膜有影响。房间要注意温湿度。

(2) 保持良好的生活习惯，均衡膳食，多吃深色蔬菜水果，充足睡眠，多喝水，少饮酒。

(3) 注意隐形眼镜的正确使用，讲究卫生。

(4) 女同学在化妆时注意眼部卫生。

(5) 慎重使用滴眼液，少使用收缩血管的眼药水。若患干眼症，使用正规厂家的人工泪液。严重需上医院治疗。

(6) 保证每天做眼保健操，学习一个小时后就闭眼休息，或眺目远方，放松双眼。

六、急性中耳炎

中耳是骨膜以内、内耳以外之间的 1 立方厘米的空间，也称鼓室。它向外以鼓膜与外耳道相邻，内连着耳蜗和半规管。有咽鼓管通向咽，咽分为鼻咽部，耳咽部，口咽部。

凡在中耳内因炎症而产生积液，即是中耳炎。

(一)急性分泌性中耳炎

急性分泌性中耳炎是非化脓性炎症，主要表现是鼓室积液和听力下降。发病原因是咽鼓管因鼻腔或鼻咽部的疾病引起梗阻，继而造成鼓室内渗液，同时又被低毒性的细菌所感染。

(1) 症状。患感冒后，听力逐渐下降，伴有轻微耳痛或耳鸣时，应警惕本病，如体检中见到鼓室内积液，经鼓膜穿刺抽出液体的，可确诊。

(2) 发现耳朵出现异常，应及时、恰当到医院确诊治疗，直到痊愈，同时要避免反复发作，要防止迁延而转化为慢性病变。

(二)急性化脓性中耳炎

急性化脓性中耳炎是细菌感染所造成中耳的化脓性炎症。入侵途径可以是鼻腔或鼻咽部的炎症，细菌经咽鼓管进入鼓室，也可以是外耳道的细菌经破裂的鼓膜进入鼓室。

1. 症状

鼓膜穿孔前后分为两个阶段。开始发病是鼓室因积液、积脓出现逐渐加重的耳的深部痛，多为搏动性跳痛，同时有听力下降和耳鸣，全身可有发热、畏寒等感染征象，耳的检查可见鼓膜充血肿胀，向外膨出。随着积脓增多导致鼓膜穿孔，脓液从外耳道流出，此时，耳痛、耳聋、发热等症状都急速好转。

2. 预防

(1) 大学生为了预防中耳炎，若发现耳部异常就要及时有效地治疗，否则容易迁延成慢性中耳炎。

(2) 应积极预防上呼吸道感染及鼻咽部的慢性疾病。

(3) 不要捏住两个鼻孔，用力擤鼻涕，容易把病菌挤压到中耳，造成感染。

(4) 患过鼓膜穿孔的同学，不应游泳，防止脏水进入鼓室，导致听力下降。鼓膜穿孔依然没好的同学，应及时去医院耳鼻喉科修补鼓膜，保护中耳。

七、耳塞机综合征

由于过度地使用耳塞，出现了听力障碍(头痛、耳鸣、厌食等)，影响了健康和学习，称为耳塞机综合征。大学生喜欢随身听，无论乘车、骑车、走路、自习，还是在寝室看书、干活，为了不打扰他人，都尽情享受着高科技带来的方便，但是在不知不觉中损害了自己的听觉健康。

(一)症状

(1) 出现头痛、食欲不振、耳鸣、听觉减退等现象。

(2) 还有的同学出现头昏、脑涨、恶心、血压增高、心跳加快、肌肉紧张、注意力不集中、学习缺乏耐心等症状。

(二)预防

(1) 要明确听力损害是无法恢复的。用耳塞机收听时间不可过长，每天连续收听不要超过 1 个小时，用过耳机后，要按摩耳部，以改善耳部血液循环。

(2) 音量不要太大。正常情况下人们听声或进行语言交流，接受最舒适的声音大约在 30～40 分贝，音量超过 85 分贝以上，就会对听觉细胞造成损伤。所以，少用耳机听节奏强烈的摇滚音乐，多听柔和、舒缓的音乐，养耳、养心。

(3) 严禁乘车、骑车、走路时听耳塞机，忽视周边安全，容易发生交通事故。

(4) 尽量使用头戴式耳机，少用耳塞式耳机。若听力有异常，切记及时去医院耳鼻喉科检查，不要耽误最佳治疗时间。

拓展阅读

健康体检报告解读

大学生在成长过程中经历多次体检，有不同阶段的入学体检、实习体检、个人体检、入伍体检、驾照体检等。大学生应该能读懂体检报告，了解报告内容，了解自己健康状况。

(一)根据国家卫生部有关文件精神，我国现行的健康体检项目

1. 一般形态：主要检查身高、体重、体重指数、血压、脉搏等，对照《中国成年人体质测定标准》，评估营养、形体发育等一般情况。

2. 内科：主要检查胸部、心肺听诊、腹部触诊(肝胆脾肾)、神经反射等。

3. 外科：主要检查皮肤、浅表淋巴结、乳腺、脊柱、四肢和关节、肛诊等。

4. 眼科：检查视力、眼睑、结膜、眼球、角膜、前房、虹膜、瞳孔、晶状体、玻璃体、辨色、眼底、杯盘比等。

5. 耳鼻喉科：检查听力、外耳、外耳道、骨膜、外鼻、鼻腔、鼻窦、咽部、扁桃体等。

6. 口腔科：检查口腔疾患、牙齿等。

7. 妇科：盆腔超声，包括子宫彩超、附件彩超。

8. 放射科：胸部透视、X 光片、乳腺彩超等。

9. 检验科：包括血、尿、便三大常规，血生化检验(肝功能、肾功能、血糖、血脂、蛋白等)、血清免疫、血流变、肿瘤标志物、激素、微量元素等检查。

10. 辅诊科：包括心电图、B 超(肝、胆、胰、脾、肾、前列腺、子宫、附件、心脏、甲状腺、颈动脉)、TCD(Transcranial Doppler，经颅多普勒超声检查)、骨密度等项目检查。

(二)大学生应该掌握体检的常规标准，对照自己的情况，做好自我保健。

1. 血压标准：收缩压 90～140mmHg，舒张压 60～90mmHg。

2. 贫血的初步诊断指标如表 3-1 所示。

表 3-1 贫血的诊断指标

项目	男性正常参考值	女性正常参考值
红细胞	400 万～550 万个/mm³	350 万～500 万/mm³
血红蛋白	12～16g/dL	11～15g/dL

3. 糖尿病诊断标准：血糖对照表如图 3-2 所示(血糖浓度单位：mmol/L)。

表 3-2　血糖对照表

项目	空腹血糖(FBG)	餐后 2 小时血糖(2hPBG)
正常血糖	<6.1	<7.8
糖尿病(DM)	≥7.0	≥11.1

4. 血脂四项检查正常范围：血脂诊断标准如表 3-3 所示。

表 3-3　血脂诊断标准

项目	正常范围
总胆固醇	8～5.17mmol/L
甘油三酯	0.56～1.7mmol/L
高密度脂蛋白	男性：0.96～1.15mmol/L
	女性：0.90～1.55mmol/L
低密度脂蛋白	0～3.1mmol/L

5. 乙肝五项包括的内容及意义：乙肝五项诊断内容和含义如表 3-4 所示。

表 3-4　乙肝五项诊断标准

五项	名称	阳性(+)代表含义	是否传染
HBsAg	表面抗原	完整的病毒颗粒存在	无传染性
HbsAb	表面抗体	感染人恢复期出现的抗体，或出生时注射乙肝疫苗	无传染性 有抵抗力
HBeAg	e 抗原	提示病毒有活动	有传染性
HBeAb	e 抗体	提示病毒的传染性变弱	有传染性
HbcAb	核心抗体	抗 HBc—IgM 阳性提示病毒活动	有传染性

本 章 小 结

　　本章的重点是介绍大学生在学校身体方面常遇到的疾病，针对这些疾病，了解其症状并掌握其预防方法。呼吸系统常遇到上呼吸道感染、鼻炎、鼻窦炎、急性扁桃体炎、气管和支气管炎等；消化系统常遇到牙周炎、口腔溃疡、消化性溃疡、慢性胃炎、胆囊炎、急性阑尾炎、痔疮等；泌尿系统常遇到急性肾小球肾炎、尿路感染、尿道综合征、尿毒症等；皮肤方面大学生常遇到痤疮、脂溢性皮炎、日光性皮炎、荨麻疹、过敏性皮炎、水痘、毛囊炎、手足癣等；生殖系统常遇到的疾病有痛经、白带过多、阴道炎、功能性子宫出血、乳腺增生、乳腺纤维瘤、睾丸炎、龟头炎等；其他系统疾病有结膜炎、沙眼、干眼症、夜盲症、角膜软化症等。通过本章讲解，告诉同学们，在学校遇到身体不适，不要不当回事，以为挺一挺就过去了，贻误病情，酿成大病；也不要盲目上网一搜，就去药店买药，没有真正对症治疗。最好去学校医院，由校医问诊，全面了解身体具体情况，给予明确诊断，对症治疗。

思考与练习

一、多项选择题(见本章末二维码)

二、简答题

1. 如何预防上呼吸道感染？

2. 干眼症的有哪些症状？如何预防？

3. 滥用药物有哪些危害？

三、论述题

1. 长时间使用手机对身体都有哪些危害？

2. 荨麻疹的类型和危害有哪些？如何预防？

【实践课堂】

案例分析讨论：

1. 李某是在校大学二年级学生，体质较弱，患感冒一周，服用感冒清颗粒、板蓝根冲剂等未见好转，近两天感到症状加重，出现持续性鼻塞、难以擤净的大量脓涕，伴周期性头痛症状，应考虑哪种疾病？

2. 张某，男，22岁，大三，午饭进食较多油腻食物，半小时后突发右上腹剧烈绞痛，并向右肩部放射，恶心呕吐，体温 38.5℃，右上腹部压痛，巩膜及尿色变黄，白细胞计数增多，血清淀粉酶指标正常。请问，可能患上哪种疾病？

随身课堂

大学生生理健康教育

微信扫天下　课程掌中观

第三章.pptx

第三章二维码内容.docx

第三章习题答案.docx

第四章　大学生常见的传染病和预防

本章学习目标

➢　了解传染病的种类

➢　熟悉传染病的传播途径

➢　掌握传染病的预防措施

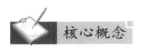　核心概念

传染病(infectious disease)　传染源(source of infection)　传播途径(route of transmission)
易感者(susceptible person)　临床表现(clinical manifestation)　预防(prevent)

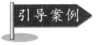　引导案例

传染病来了

某大三男生 A，课业负担重，没有良好的生活习惯，饮食和作息时间极不规律。一天，突然发烧至 39℃，伴有头痛、咽痛、身痛乏力、食欲减退、恶心、上腹部胀痛症状，自我诊断为上呼吸道感染及胃病，给予银翘片及胃舒平治疗。4 天后热退，精神食欲稍好转，但巩膜及皮肤发黄，且大便为黄色稀便。尿呈黄色，渐变成浓茶样。

男生 B 平时注意学习传染病防治知识，初步判断男生 A 可能患有肝炎，催促男生 A 去医院就医，并立即报告老师。学校高度重视，派专人对男生 A 所能接触到的物品及寝室和教学楼的卫生间进行了彻底消毒。对与男生 A 密切接触的学生密切观察。

男生 A 经医院确诊为患有甲型肝炎，留院住院治疗。

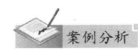案例分析

在我们生活的环境中，病毒与细菌无处不在，每个人都可能受到侵害。但只要多掌握一些预防疾病的知识，做好自我保护，就能将发生疾病的概率降低。在案例中，男生 A 由于紧张、疲劳、不健康的生活方式造成精力、体力透支，使机体免疫力下降，在受到病原体感染后，容易发病。

为预防疾病的发生，大学生应有科学的生活方式，要做到：①寝室、教室经常开窗透气，保持室内空气流通。②尽量少去人群聚集的公共场所，以减少受传染的机会。③生活规律，保持良好的生活习惯和个人卫生，防止病从口入。④加强体育运动，增强体质，防止出现亚健康状态。⑤饮食健康，保证充足的营养，提高抵御疾病的能力。

大学生应像男生 B 那样，通过各种途径掌握传染病的相关知识，做到发现有传染病出现的可能时，立即报告，做好传染病流行的预防工作，最大限度地保障大学生的身心健康。

学习指导

本章重点是预防大学生常见传染病出现的措施。要求学生在熟悉大学生常见传染病的种类、临床表现的基础上，根据各种传染病的流行病学特点，掌握传染病的预防措施。

第一节　传染病及其预防常识

一直以来，传染病是对人类生命健康造成严重危害的疾病。近年来，国家对传染病的防治做了大量工作，但仍有新的传染病出现且有的传染病有死灰复燃的迹象。现代大学生社会活动较活跃，有可能感染传染病。高校是大学生集体学习、生活的场所，人员密集，传染病的发病率较高。一旦出现传染病，极易造成爆发和流行，对学生的身心健康和学习生活造成严重影响。加强对高校传染病的防范是一个不可忽视的重要公共卫生问题，它对保护大学生身心健康，维持学校正常教学生活秩序，维护社会稳定都有着十分重大的意义。因此，有必要向大学生普及传染病的相关知识，使大学生积极主动做好预防，提高健康水平。

一、传染病的危害及分类

(一)传染病的危害

1. 传染病的定义

传染病是指由病原微生物和寄生虫感染人体后所引起的有传染性、在一定条件下可造成流行的疾病。病原微生物包括朊毒体、病毒、立克次体、支原体、细菌、真菌和螺旋体等，人体寄生虫包括原虫和蠕虫。

2. **传染病的危害**

自古以来，不论急性传染病还是慢性传染病都给人类健康带来极大的灾难，给社会经济发展造成很大的损失。

(1) 鼠疫。在世界历史上曾有过多次大流行，死亡人数众多，曾经是危害人类最严重的烈性传染病之一。1347—1353 年，席卷整个欧洲的被称之为"黑死病"的鼠疫大瘟疫，夺走了 2500 万欧洲人的性命。

(2) 霍乱。19 世纪初至 20 世纪末，大规模流行的世界性霍乱共发生 8 次，霍乱导致的死亡人数无法估量。1817—1823 年，霍乱第一次大规模流行，从印度恒河三角洲蔓延到欧洲，仅 1818 年前后便使英国 6 万余人丧生。1992 年 10 月，第八次霍乱大流行，席卷印度和孟加拉国部分地区。

(3) 流感。1510 年，英国发生有案可查的世界上第一次流感。1580 年、1675 年和 1733 年，在欧洲均出现大规模流感。1889—1894 年，"俄罗斯流感"席卷整个西欧。最致命的是 1918—1919 年席卷全球的流感。它可能源于美国，1918 年 3 月 4 日美国的一个军营发生流感，不到两天即有数百名士兵被感染，一周之内各州均出现病例，数月传遍全国，但未被引起高度重视，相继传至欧洲、中国、日本、非洲和南美，仅西班牙就有 800 万人感染了流感。全球有 2000 万~4000 万人在这场流感灾难中丧生。

(4) 肺结核。肺结核病被列为我国重大传染病之一，是严重危害人民群众健康的呼吸道传染病，我国每年因肺结核死亡人数为 13 万左右。根据世界卫生组织的统计，全球目前约有 20 亿人感染结核分枝杆菌，平均每年新发病例约 600 万，绝大部分位于发展中国家。我国是全球 22 个结核病流行严重的国家之一，同时也是全球 27 个耐多药结核病流行严重的国家之一。

从以上可以看出，传染病对人类的危害是巨大的。因此，要重视并加强传染病的预防控制工作，坚持早期预防、及时预警、快速反应、有效控制的原则，防止或减少传染病的发生及流行，降低传染病的危害，保护公众健康和生命安全。

(二)传染病的分类

1. 按传播途径分类

依据病原体从传染源排出后，侵入新的易感宿主前，在外界环境中所经历的过程不同，传染病可以分为以下 4 种。

(1) 呼吸道传染病。呼吸道传染病是指病原体侵入呼吸道黏膜以后所引起的传染病，包括流行性感冒、白喉、肺结核、百日咳、流行性腮腺炎、猩红热、麻疹、水痘和流行性脑脊髓膜炎等。这些病原体的原始寄生部位是呼吸道黏膜和肺，主要通过空气飞沫传播，当病人呼吸、谈话特别是咳嗽、喷嚏时，含有病原体的飞沫可自鼻咽部喷出，漂浮于空气中，被易感者吸入而感染。

(2) 消化道传染病。消化道传染病是指病原体侵入消化道黏膜以后所引起的传染病，包括细菌性痢疾、伤寒、甲型肝炎、蛲虫病和蛔虫病等。这些病原体的原始寄生部位是消化道及其附属器官，主要是通过饮用被病原体污染的水和食用被病原体污染的食物传播，部分通过直接接触病原体传播。

(3) 血液传染病。血液传染病是指通过血液或吸血昆虫(如蚊、虱、蚤、蜱等)为媒介所引起的传染病，包括艾滋病、乙型肝炎、丙型肝炎、疟疾、流行性乙型脑炎、丝虫病和出血热等。病原体的原始寄生部位是血液和淋巴，主要通过输入血制品和吸血昆虫传播。

(4) 体表传染病。体表传染病是指病原体主要通过接触传播所引起的传染病，因而又叫接触传染病，包括狂犬病、炭疽病、破伤风、沙眼、癣、疥疮和血吸虫病等。这些病原体的原始寄生部位是皮肤和体表黏膜，主要是通过接触传播。

2. 按法定传染病分类

为了预防、控制和消除传染病的发生与流行，保障人民健康和公共卫生，国家制定了《传染病防治法》。

《传染病防治法》根据传染病的传播方式、速度及对人类危害程度不同，将传染病分为甲、乙、丙三类，实行分类管理。

(1) 甲类传染病。甲类传染病也称为强制管理传染病(2 种)，包括：鼠疫、霍乱。

(2) 乙类传染病。乙类传染病也称为严格管理传染病(26 种)，包括：传染性非典型肺炎、人感染高致病性禽流感、病毒性肝炎、艾滋病、脊髓灰质炎、麻疹、伤寒和副伤寒、流行性出血热、狂犬病、流行性乙型脑炎、炭疽、细菌性和阿米巴性痢疾、肺结核、流行性脑脊髓膜炎、百日咳、白喉、新生儿破伤风、猩红热、布鲁氏菌病、淋病、梅毒、钩端螺旋体病、血吸虫病、疟疾、登革热、甲型 H1N1 流感。

(3) 丙类传染病。丙类传染病也称为监测管理传染病(11 种)，包括：流行性感冒、流行性腮腺炎、风疹、急性出血性结膜炎、麻风病、流行性和地方性斑疹伤寒、黑热病、包虫病、丝虫病，以及除霍乱、细菌性和阿米巴性痢疾、伤寒和副伤寒以外的感染性腹泻病、手足口病。

二、感染与免疫(见本章末二维码)

三、传染病的特征(见本章末二维码)

四、传染病的流行过程及影响因素

传染病在人群中的发生、传播和终止的过程，称为传染病的流行过程。传染病的流行要具备一定的条件，同时传染病的流行过程也受到一定因素的影响。

(一)流行过程的基本条件

1. 传染源

传染源是指体内有病原体生长繁殖并能将其排出体外的人和动物。传染源包括以下 4 个方面。

(1) 患者。在大多数传染中,患者无疑是重要的传染源,然而在不同病期的患者,传染性的强弱有所不同:急性患者常排出较多的病原体,在发病期传染性最强;慢性患者可长期排出病原体。

(2) 隐性感染者。隐性感染者在一些传染病中会排出病原体而成为重要的传染源,如脊髓灰质炎、乙型肝炎等。

(3) 病原携带者。病原携带者无明显临床症状而可以长期排出病原体,在某些传染病中,有重要的流行病学意义,如伤寒、细菌性痢疾等。

(4) 受感染动物。有些传染病是人畜共患疾病,患病的动物可排出病原体传染给人类,如鼠疫、狂犬病等。

2. 传播途径

病原体离开传染源到达另一个易感者的途径称为传播途径。传播途径可是外界环境中单一因素或由若干个因素组成。

(1) 呼吸道传播。病原体存在于空气、飞沫、尘埃中,使易感者吸入受感染,如麻疹、白喉、结核病、百日咳、流感等。

(2) 消化道传播。病原体污染食物、水源或食具,易感者进食时受感染,如细菌性痢疾、伤寒和霍乱等。

(3) 接触传播。有直接接触与间接接触两种传播方式。直接接触传播指病原体从传染源直接传播至易感者合适的侵入门户,如皮肤炭疽、狂犬病等均为直接接触而受染。间接接触传播指间接接触了被污染的物品所造成的传播。如手及日常生活用品被传染源的排泄物或分泌物污染后,可起到传播病原体的作用。许多肠道传染病、体表传染病和某些人兽共患病均可经此途径传播。如血吸虫病、钩端螺旋体病为接触疫水传播,多种肠道传染病通过污染的手传染。

(4) 虫媒传播。被病原体感染的吸血节肢动物,如蚊、虱、蚤、蝇等昆虫,通过不同的侵入方式使病原体进入易感者体内,使易感者受感染,引起疟疾、斑疹伤寒、鼠疫、菌痢等传染病。

(5) 血液、体液传播。病原体存在于携带者或患者的血液或体液中,通过使用血制品、分娩或性交等传播,如疟疾、乙型病毒性肝炎、丙型病毒性肝炎和艾滋病等。

3. 人群易感性

易感人群是指对病原体缺乏特异性免疫力，而易受感染的人群。易感者在某一特定人群中的比例决定该人群的易感性。易感者的比例在人群中达到一定水平时，在有传染源和合适的传播途径条件下，传染病就容易流行。某些病后免疫力很巩固的传染病(如麻疹、水痘)，经过一次流行之后，需等待几年，当易感者比例再次上升至一定水平，才能发生另一次流行，此现象称为流行的周期性。通过普遍接受预防接种后，人群的特异性免疫水平提高，可把某种传染病的易感者水平始终保持很低，从而阻止其流行周期性的发生，如天花、脊髓灰质炎、乙型脑炎和麻疹等。

(二)影响流行过程的因素(见本章末二维码)

五、传染病的防治

(一)传染病的预防

针对构成传染病流行过程3个基本环节，采取切实有效措施，做好传染病的预防工作。

1. 管理传染源

发现传染病患者或疑似患者时，要及时向附近医院或卫生防疫部门报告。早发现、早报告、早隔离、早治疗，是控制和消除传染病疫情的重要环节。对传染病的接触者，应分别按具体情况采取检疫措施，密切观察，并适当给予药物预防或预防接种。对病原携带者的管理应重点在不同人群、不同职业中开展普查，查出的病原携带者应及时进行治疗、卫生知识教育或工作岗位调换；对动物传染源，根据传染病的性质和动物的经济价值，采取捕杀、隔离、治疗及预防措施。对无经济价值的传染源动物，应坚决灭杀。

2. 切断传播途径

各种传染病可以通过不同的传播途径进行传播和流行。因此，切断传播途径是阻断传染病的流行和加强传染源管理的重要环节。根据传染病的传播途径不同，应采取不同的切断传播途径的管理措施，对许多消化道传染病来说，消毒是最重要的预防措施。对于虫媒传播传染病，杀灭传播传染病的节肢动物，是预防虫媒传染病最重要的措施。可用机械、物理和化学等方法杀灭。对呼吸道传染病，要做好公共场所场内通风，进行湿式扫除，保持空气流通，必要时进行空气消毒。教育群众养成良好的卫生习惯，做到不随地吐痰，咳嗽和打喷嚏时用手帕捂住口鼻等。避免去人多或相对密闭的地方，戴口罩等。血液传播的传染病的预防，要加强血源和血制品管理，防止医源性传播。各级医疗卫生单位应加强消毒防护措施，严格执行一人一针一管和一次一用一消毒的办法。

3. 保护易感人群

保护对传染病的免疫力低、容易被感染的人群，开展健康教育和爱国卫生运动，普及卫生和防病知识，是预防传染病的重要保证，也是实施自我保健的主要手段。提高机体的非特异性免疫和特异性免疫是保护易感人群的有效手段。提高机体的非特异性免疫力，可以通过锻炼身体，加强营养，改善居住条件和生产、生活条件等达到目的。但起关键作用的还是通过免疫预防接种提高人群的主动或被动特异性免疫力。

(二)传染病的治疗(见本章末二维码)。

第二节　大学生常见病毒性传染病和预防

一、流行性感冒

流行性感冒简称流感，是由流感病毒引起的急性呼吸道传染病。该病潜伏期短、传染性强、传播速度快。临床特点为急起高热、明显头痛、全身肌肉酸痛、乏力或伴轻度呼吸道症状。

流感病毒不耐热，100℃条件下1分钟或56℃条件下30分钟灭活，对常用消毒剂(过氧乙酸、含氯消毒剂等)、紫外线敏感。耐低温和干燥，真空干燥或-20℃以下仍可存活。

(一)流行病学

1. 传染源

流感患者和隐性感染者是流感的重要传染源。患者自潜伏期末到发病后3天内，从鼻涕、口涎、痰液中排出大量病毒，在病初2~3天传染性最强。隐性感染者体内有病毒复制，但无明显症状不易被发现。婴幼儿患者、重症患者、免疫缺陷患者排毒周期延长。轻型患者和隐性感染者数量大，可从事正常活动，是最危险的传染源。

2. 传播途径

病毒存在于流感患者和隐性感染者的呼吸道分泌物中，通过说话、咳嗽或喷嚏等方式散播到空气中，易感者吸入后即能感染。病毒也可通过口腔、鼻腔、眼睛等处黏膜直接或间接接触传播。接触患者的体液和污染病毒的物品也可能引起感染。

3. 人群易感性

人群普遍易感，尤其是青壮年及学龄儿童。患病后对同一抗原型可获一定的免疫力，特异性免疫约持续2年。但各型间无交叉免疫性，故一生中可多次患流感。甲型流感病毒常易发生变异，每隔 2～3 年就会有流行病学上重要的抗原变异株出现。

4. 流行特征

流感的特点是突然发生，发病率高，传播迅速，流行期短。流行无明显季节性，北方多在冬、春季流行，南方有时在夏、秋季流行。甲型流感病毒表面抗原易发生变异，形成新的亚型，人类对其缺乏免疫能力，普遍易感而发生大流行，一般每 2～3 年可有一次小流行，每 10～15 年可发生一次大流行。乙型流感多呈局部流行或散发。丙型流感多表现为小儿上呼吸道感染，多为散发。

(二)临床表现

流感潜伏期一般为 1～3 天，最短数小时。根据临床表现，分为以下几型。

1. 单纯型流感

单纯型流感最常见。急性起病，伴有畏寒、发热、体温达 39～40℃、乏力、显著头痛、全身肌肉酸痛、食欲减退等全身症状，部分患者有鼻塞、流涕、干咳等上呼吸道症状。体查呈急性病容、面部潮红、结膜充血、咽部可有充血、腭扁桃体红肿、无渗出物；肺部可闻少许干啰音。上述症状多于 1～2 天内达高峰，3～4 天后体温逐步消退，全身症状好转。轻症者如一般感冒，症状轻，2～3 天可恢复。

2. 肺炎型流感

较少见，季节性甲型流感(H1N1、H2N2 和 H3N2 等)所致的病毒性肺炎主要发生于婴幼儿、老年人、慢性心肺疾病及免疫功能减退者，甲型 H1N1 流感还可在青壮年、肥胖人群、有慢性基础疾病者和妊娠妇女等人群中引起严重的病毒性肺炎，部分会发生难治性低氧血症。

3. 中毒性流感

极少见，以中枢神经系统及心血管系统损害为特征。表现为高热、循环障碍、血压下降、弥散性血管内凝血(DIC)等严重症状，病死率高。

4. 胃肠炎型流感

少见，以腹痛、腹泻、呕吐为主要临床表现，儿童多于成年人。

(三)预防

1. 隔离

患者最好实行就地隔离治疗 1 周或至退热后 2 天。早期可疑患者，咳嗽、打喷嚏时可用纸巾等捂住口鼻，避免飞沫传播。尽量避免去大医院集中就诊。

2. 保护易感人群

平时要合理膳食，保证睡眠，加强锻炼。流感流行期间，避免集会或集体娱乐活动，以减少传播机会。室内注意通风，保持空气新鲜。病人用过的餐具、衣物、手帕、玩具等应煮沸消毒或阳光曝晒 2 小时。病人住过的房间以过氧乙酸熏蒸或其他方法进行空气消毒。

3. 疫苗预防

接种流感疫苗是最有效预防流感及其并发症的手段。流感疫苗可分为减毒活疫苗和灭活疫苗两种，接种后在疫苗株与病毒株抗原一致的情况下，均有肯定的预防效果。但因病毒易发生变异而难以对流行株做有效预防。疫苗毒株的更换由世界卫生组织(WHO)根据全球监测结果来决定。减毒活疫苗采用鼻腔接种，使之引起轻度上呼吸道感染，从而产生免疫力。老年人、孕妇、婴幼儿，患有慢性心、肺、肾等疾病及过敏体质者，不予接种。灭活疫苗采用三价疫苗皮下注射，副作用小，在中、小流行期，只在重点人群中使用。

4. 药物预防

药物预防不能代替疫苗接种，只能作为没有接种疫苗或接种疫苗后尚未获得免疫能力的高合并症风险人群的紧急临时预防措施。在流行开始时应用药物预防，即能迅速发挥其效果，降低发病率。金刚烷胺对预防甲型流感有一定效果，对乙型流感无效。

二、病毒性肝炎

病毒性肝炎是由多种肝炎病毒引起，以肝脏损害为主的传染病。按病原学分类，目前已确定的有甲型肝炎、乙型肝炎、丙型肝炎、丁型肝炎和戊型肝炎。其中甲型和戊型主要表现为急性肝炎，乙、丙、丁型主要表现为慢性肝炎并可发展为肝硬化和肝细胞癌。

甲型肝炎病毒在体外抵抗力较强，在-20℃ 条件下可保存数年，其传染性不变，能耐受 56℃ 条件下 30 分钟的温度及 pH3 的酸碱度。加热到 100℃ 条件下 5 分钟、紫外线照射 1 小时、3%的甲醛 25℃ 条件下 5 分钟可以灭活。乙型肝炎病毒的抵抗力强，对热、低温、干燥、紫外线及一般消毒剂均耐受，在 37℃ 可存活 7 天。煮沸 10 分钟、65℃ 条件下 10 小时、高压蒸汽消毒可以灭活，对 0.5%过氧乙酸敏感。丙型肝炎病毒对氯仿、乙醚等有机溶剂敏感，紫外线照射、100℃ 条件下 5 分钟、20%次氯酸、福尔马林(1:1000)均可使丙型肝炎病毒失活。丁型肝炎病毒对氯仿、高热敏感，在 4℃ 或-20℃ 下易被破坏。戊型肝炎病毒在碱性环境下较稳定，对热、氯仿、氯化铯敏感。目前对病毒性肝炎尚缺乏特效治疗方法，甲型和乙型肝炎可通过疫苗预防。

(一)流行病学

1. 传染源

(1) 甲型肝炎。主要传染源是急性患者和隐性患者。病毒主要通过粪便排出体外，起病前 2 周至起病后 1 周，从粪便中排出病毒的数量最多，此阶段传染性最强，潜伏后期及发病早期的血液中亦存在病毒。唾液、胆汁及十二指肠液亦均有传染性。

(2) 乙型肝炎。传染源是急、慢性患者及病毒携带者。病毒存在于患者的血液及各种体液(汗、唾液、泪液、乳汁、阴道分泌物等)中。急性患者自发病前数周即开始具有传染性，并持续于整个急性期。

(3) 丙型肝炎。传染源是急、慢性患者和无症状病毒携带者。病毒存在于患者的血液及体液中。

(4) 丁型肝炎。传染源是急、慢性患者和病毒携带者。

(5) 戊型肝炎。传染源是急性及隐性感染者。潜伏末期和发病初期粪便的传染性最强。

2. 传播途径

(1) 甲型肝炎。主要经粪—口途径传播。粪便中排出的病毒通过污染的手、水、苍蝇和食物等经口感染，以日常生活接触为主要方式，通常引起散发性发病。甲型肝炎在集体单位如幼儿园、学校和部队中易发生流行。如水源被污染或生食污染的水产品(贝类动物)，可导致局部地区暴发流行。通过注射或输血传播的机会很少。

(2) 乙型肝炎。传播途径包括：①输血、血制品及使用污染的注射器或针刺等传播；②母婴传播，主要通过分娩时产道血液、哺乳及密切接触传播；③生活上的密切接触传播；④性接触传播。

(3) 丙型肝炎。传播途径与乙型肝炎相同而以输血及血制品传播为主。

(4) 丁型肝炎。传播途径与乙型肝炎相同。

(5) 戊型肝炎。通过粪—口途径传播，水源或食物被污染可引起暴发流行；也可经日常生活接触传播。

3. 人群易感性

人类对各型肝炎普遍易感，各种年龄均可发病，不同类型的肝炎病后免疫力不同，各型间无交叉免疫，因而可发生重叠感染。甲型肝炎感染后机体可产生较稳固的免疫力，在本病的高发地区，成年人血中普遍存在甲型肝炎抗体，发病者以儿童居多。乙型肝炎在高发地区的新感染者及急性发病者主要为儿童。近年由于计划免疫的普及，多数通过疫苗接种产生抗体。成年人没有接种疫苗或未产生抗体者也是易感人群。在低发地区，由于易感者较多，可发生流行或暴发。丙型肝炎的发病以成年人多见，常与输血和血制品、药瘾注射、血液透析等有关。丁型肝炎的易感者为 HBsAg 阳性的急、慢性肝炎及无症状携带者。戊型肝炎各年龄普遍易感，多发生于青壮年，感染后具有一定的免疫力。

4. 流行特征

病毒性肝炎的分布遍及全世界，但在不同地区，各型肝炎的感染率有较大差别。我国属于甲型及乙型肝炎的高发地区。甲型肝炎全年均可发病，以秋、冬季发病者多见，通常为散发。发病年龄多在 14 岁以下，在托幼机构、中小学及部队中发病率较高，且可发生大的流行。乙型肝炎见于世界各地，我国人群 HBsAg 携带率约 10%，其中北方各省较低，西南方各省较高，农村高于城市，一般散发，季节性不明显，但常见家庭集聚现象。丙型肝炎见于世界各国，主要为散发，季节性不明显，多见于成人尤以输血与血制品者、药瘾者、血液透析者、肾移植者、同性恋者多见。丁型肝炎在世界各地均有发现，发病季节性不明显，主要聚集于意大利南部，在我国各省市均亦存在。戊型肝炎的发病与饮水习惯及粪便管理有关，常以水媒流行形式出现，多发生于雨季或洪水泛滥之后。发病者以青壮年为多，儿童多为亚临床型。

(二)临床表现

各型肝炎的潜伏期长短不一，甲型肝炎的潜伏期为 15～45 天，平均 30 天；乙型肝炎的潜伏期为 40～180 天，一般为 60～90 天；丙型肝炎的潜伏期为 15～150 天，平均 50 天；丁型肝炎的潜伏期为 28～140 天；戊型肝炎的潜伏期为 10～60 天，平均 40 天。病毒性肝炎的临床类型及表现如下。

1. 急性肝炎

各型肝炎病毒均可引起急性肝炎，但甲、戊型不转为慢性，急性乙型肝炎约 10%转慢性，丙型超过 50%、丁型约 70%转为慢性。

(1) 急性黄疸型肝炎。病程可分为 3 个阶段，病程为 2～4 个月。①黄疸前期。甲型、戊型起病较急，可有类似于上呼吸道感染症状，如畏寒、发热等，体温在 38～39℃，一般不超过 3 天。乙型、丙型、丁型多缓慢起病，但皮疹、关节痛等血清病症状比甲型和戊型多见。此后逐渐出现全身乏力、食欲不振、厌油、恶心、甚至呕吐，常有上腹部不适、腹胀、尿色逐渐加深。本期持续数日至 2 周，一般为 5～7 天。②黄疸期。在黄疸出现后发热很快消退，巩膜、皮肤黄染，1～3 周黄疸达高峰。部分患者可有一过性大便颜色变浅、皮肤瘙痒、心动过缓等梗阻性黄疸表现。而胃肠道症状及全身乏力则见加重，但至黄疸即将减轻前即迅速改善。部分病例有轻度脾大，肝功能异常。本期持续 2～6 周。③恢复期。症状逐渐消失，黄疸消退，肝、脾逐渐回缩，肝功能逐渐恢复正常。本期持续 2 周至 4 个月，平均 1 个月。

(2) 急性无黄疸型肝炎。本型较黄疸型多见，占急性肝炎的 90% 以上，恢复较快，病程大多在 3 个月内。起病大多缓慢，临床症状较轻，仅有乏力、食欲不振、恶心、肝区痛和腹胀等症状，多无发热，亦不出现黄疸。肝常肿大伴触痛及叩击痛，少数有脾大。部分乙型及丙型肝炎病例可发展为慢性肝炎。

2. 慢性肝炎(见本章末二维码)

3. 重型肝炎(见本章末二维码)

4. 淤胆型肝炎(见本章末二维码)

(三)预防

1. 控制传染源

急性患者应隔离治疗至病毒消失。慢性患者和携带者可根据病毒复制指标评估传染性大小。符合抗病毒治疗条件的尽可能给予抗病毒治疗。严格筛选献血员，不合格者不得献血。

2. 切断传播途径

推行健康教育制度，普及肝炎防治知识；加强血源、血制品的管理；加强各种医疗器械的消毒处理，提倡使用一次性注射器，对医疗器械实行"一人一用一消毒"制等；加强食品卫生监督和食具消毒、水源保护、环境卫生管理以及粪便、污水的无害化处理，提高个人卫生水平。

3. 保护易感人群

(1) 甲型肝炎。甲型肝炎疫苗有减毒活疫苗和灭活疫苗两种，接种对象为幼儿、学龄前儿童及其他高危人群。被动免疫可用人血清丙种球蛋白或人胎盘血丙种球蛋白，在暴露于病毒之前或在潜伏期的最初两周内注射。

(2) 乙型肝炎。接种乙型肝炎疫苗是预防乙型肝炎病毒感染的最有效方法。接种对象为新生儿和高危人群，易感者均可接种。

三、人禽流感

人禽流感是由禽甲型(A 型)流感病毒某些亚型的毒株引起的一种急性呼吸道传染病。尽管目前人禽流感只是在局部地区出现，但是考虑到人类对禽流感病毒普遍缺乏免疫力、人类感染 H5N1 型禽流感病毒后的高病死率以及可能出现的病毒变异等，世界卫生组织认为该疾病可能是对人类存在潜在威胁最大的疾病之一。人禽流感早期症状类似流行性感冒，重症患者可导致多脏器功能衰竭，病情进展快、病死率高。

病毒对热较敏感，65℃ 条件下 30 分钟或 100℃ 条件下 2 分钟以上可以灭活；紫外线(阳光直射 40～48 小时)也可灭活病毒。对乙醚、氯仿、丙酮等有机溶剂均敏感，常用消毒剂容易将其灭活。病毒对低温抵抗力较强，在粪便中可存活 1 周，在水中可存活 1 个月。

(一)流行病学

1. 传染源

人禽流感传染源主要是患禽流感或携带禽流感病毒的鸡、鸭、鹅等家禽，其中主要是鸡。通过广泛的调查表明：与活的病禽密切接触是人类感染的原因。

2. 传播途径

人禽流感主要通过呼吸道传播，也可通过密切接触感染的家禽分泌物和排泄物、受病毒污染的饲料、水、蛋托(箱)、垫草、种蛋、鸡胚等被感染，直接接触病毒毒株也可被感染。

3. 人群易感性

人群一般不易感。尽管任何年龄均可被感染，但在已发现的 H5N1 感染病例中，12 岁以下儿童所占比例较高，病情较重。与不明原因病死家禽或确诊、疑似禽流感家禽密切接触人员为高危人群。

4. 流行特征

一年四季均可发生，但冬、春季节多见。在禽流感流行期，从事家禽业或在发病前 1 周去过家禽饲养场所是危险因素。

(二)临床表现

潜伏期一般为 1～7 天，通常为 2～4 天。任何年龄均可发病，儿童、年老体弱者多见。感染 H9N2 型多数患者，感染后没有明显的症状，部分患者可伴有较为轻微的上呼吸道感染症状；感染 H7N7 亚型的患者，主要表现为结膜炎；感染 H5N1 亚型病毒的患者，病情最重，呈急性起病，早期症状与流感相似。主要为发热，体温大多持续在 39℃ 以上，持续 1～7 天，多数持续 2～3 天，可伴有流涕、鼻塞、咳嗽、咽痛、头痛、肌肉酸痛和全身不适。部分患者可有恶心、腹痛、腹泻等消化道症状。重症患者可出现高热不退，病情发展迅速，几乎所有患者都有临床表现明显的肺炎，可有肺部实变体征，出现呼吸窘迫综合征、肺出血、呼吸衰竭、心功能衰竭及肾衰竭、感染性休克及 Reye 综合征、全血细胞减少等多脏器功能衰竭。

(三)预防

1. 控制传染源

加强禽类疾病的监测，一旦发现禽流感疫情，动物防疫部门立即按有关规定进行处理，应按照《动物检疫法》有关规定，就地销毁，对疫源地进行彻底消毒，对病人及疑似病人进行隔离治疗。

2. 切断传播途径

发生疫情后，对禽类养殖场、售禽类摊档、患者所在单位、家庭进行彻底消毒，对死禽及禽类废弃物应立即就地销毁或深埋；收治病人的门诊和病房要彻底消毒；医护人员要做好个人防护。

3. 保护易感人群

加强健康教育，养成良好的生活方式。加强体育锻炼，避免过劳。保持室内空气流通，尽量少去空气不流通和人群聚集的公共场所；注意个人卫生，用正确的方法洗手；禽鸟类食品加热 100°C 以上 2 分钟可以灭活病毒。在接触过可疑人禽流感患者后，在医生的指导下，必要时可以使用抗流感病毒药物或按中医药辨证疗法进行预防性用药。

4. 免疫预防

我国已研制人用禽流感疫苗，但应全面评估疫苗安全性以及正确评价疫苗的适用人群。

四、水痘和带状疱疹(见本章末二维码)

五、狂犬病

狂犬病是一种通过病兽咬伤方式传播给人，由狂犬病毒引起的以侵犯中枢神经系统为主的传染病，是人畜共患疾病，主要流行于狗、狼、猫等动物之间。因常有恐水的表现，故也称恐水病。是目前病死率最高的传染病，典型病例病死率几乎为100%。

狂犬病病毒对不利环境的抵抗力非常弱，易被日光、紫外线、甲醛、升汞、季铵类化合物、脂溶剂、50%~70%酒精、酸碱等灭活，100°C 条件下 2 分钟即灭活。被感染的组织可保存于 50%甘油内送验。

(一)流行病学

1. 传染源

带狂犬病毒的动物是主要的传染源，我国狂犬病的主要传染源是病犬，占 80%~90%，其次是病猫、病狼。南美洲带毒的吸血蝙蝠，是当地的重要传染源。由于狂犬病患者的唾液中含病毒量较少，一般来说，狂犬病患者不是传染源。一些看似"健康"的家犬或猫的唾液中也可带狂犬病毒，也能传播狂犬病。

2. 传播途径

病犬、病猫等动物的唾液中含较多的狂犬病毒，于发病前 3～5 天即具有传染性。病毒通过被咬伤、抓伤甚至是舔伤的伤口侵入体内。黏膜也是病毒侵入的门户，如人的眼结膜被病兽唾液污染可引起发病。此外，偶可通过宰杀病兽、剥病兽皮、进食染毒肉类而发病，偶有因吸入蝙蝠群居洞穴中含病毒气溶胶而感染发病。

3. 人群易感性

人对狂犬病病毒普遍易感。未预防接种狂犬病疫苗者，被病犬咬伤后的平均发病率为15%～20%，若及时处理伤口和接种疫苗，其发病率可降低至 0.15%左右。患者男性多于女性，发病以青少年较多。人是否发病和下列因素有关：①咬伤部位：头、面、颈、手等咬伤后发病机会较多；②咬伤程度：创口大而深者，发病机会多；③衣着厚薄：衣着厚者较衣着薄者发病机会少；④局部处理情况：伤口按照要求、及时严格处理者发病机会少；⑤注射疫苗情况：及时、全程、足量注射狂犬疫苗者，发病率低。

(二)临床表现

潜伏期长短不一，潜伏期 5 天至 19 年或更长，一般 1～3 个月。病毒数量大、毒力强、伤口位于或靠近头面部者，潜伏期相对较短。狂犬病分狂躁型和麻痹型，我国以狂躁型多见。典型狂躁型病例的临床过程可分以下 3 期。

1. 前驱期

伤口及其附近感觉异常，有麻、痒、痛及蚁走感等，大多数病人有低热、食欲缺乏、恶心、乏力、头痛、周身不适等，类似感冒，继而出现烦躁、恐惧不安，对声、光、风、痛等较敏感，并有喉头紧缩感。较有诊断意义的早期症状是在已愈合的伤口、伤口附近及其神经通路处有麻木、痒、痛等异常感觉，四肢有蚁行感。本期持续 2～4 天。

2. 兴奋期

患者逐渐进入高度兴奋状态，其突出表现为极度恐惧、恐水、怕风、怕光和兴奋不安，恐怖异常。患者神志清楚，表情痛苦，体温常升高，可达 38℃～40℃。最典型的症状为恐水：饮水、闻流水声甚至谈到饮水都可诱发严重的咽肌痉挛，呼吸困难、多汗流涎等，因此常渴极而不敢饮，饮后亦无法下咽。风吹面颊、日照双目、突发声响等多种因素刺激也能引起恐水症状发作。发作时表现为咽到胸部的各种肌肉剧烈痉挛，伴随呛咳、呕吐。常因声带痉挛伴声嘶，说话吐字不清。严重发作时全身肌肉疼痛性抽搐，因呼吸肌痉挛致呼吸困难和发绀。患者的神志大多清楚，虽极度恐惧和烦躁不安，但绝少有侵人行为。随着兴奋状态的增长，部分病人可出现精神失常、谵妄、幻视幻听、冲撞嚎叫等。病程进展很快，很多患者在发作中死于呼吸衰竭或循环衰竭。本期持续 1～3 天。

3. 麻痹期

患者痉挛发作减少或停止，患者渐趋安静，出现各种瘫痪，其中以肢体瘫痪较为多见，亦可出现眼肌、颜面肌、咀嚼肌瘫痪症状。继而进入昏迷状态，最后可因呼吸和循环衰竭而死亡。本期一般持续 6～18 小时。

狂犬病的整个病程一般不超过 6 天。除上述典型病例外，尚有以瘫痪为主要表现的"麻痹型"或"静型"，也称"哑狂犬病"，约占 20%。该型患者无兴奋期及典型的恐水现象，而以高热、头痛、呕吐、全身不适、咬伤处疼痛开始，继之出现各种瘫痪，如肢体截瘫、上行性脊髓瘫痪等，最后常死于呼吸肌麻痹，本型病程可长达 7～10 日。

犬患狂犬病发病初期有行为改变，如尾巴下垂、无精神、进食减少、对主人冷漠等，约 2 天后进入兴奋期，吠叫声改变，乱窜，走路时低头夹尾，常突然咬人，乱咬其他动物，吞食异物，不认熟人，舌头外伸，大量流涎，继而吞咽困难，声音嘶哑，行动蹒跚，进行性瘫痪，最后因呼吸循环衰竭而死亡。从发病至死亡为 3～7 天。

(三)预防

目前，针对狂犬病还缺乏有效的治疗方法，必须加强预防工作。

1. 控制传染源

加强犬和猫的管理，控制宠物间的传播，对宠物强制性接种狂犬疫苗，发病的犬、猫立即击毙并焚毁或深埋。控制野生动物间的传播，通过投喂含口服狂犬疫苗的诱饵实现。

2. 及时处理局部伤口

伤口处理包括彻底冲洗和消毒处理。

(1) 立即针刺伤口周围的皮肤，尽力挤压出血或用火罐拔毒。切忌用口吮吸伤口，以防黏膜感染。

(2) 用 20%肥皂水或者其他弱碱性清洁剂和一定压力的流动清水交替反复冲洗 0.5 小时。

(3) 冲洗后，用 75%酒精或 2%～3%碘酒反复消毒伤口，伤口一般不缝合和包扎，以便排血引流。

(4) 严重咬伤及伤口靠近头部者，应当先用抗狂犬病血清或者狂犬病人免疫球蛋白做伤口周围的浸润注射，使抗体浸润到组织中，以中和病毒。

(5) 酌情使用抗生素及破伤风抗毒素。伤口较深、污染严重者酌情进行抗破伤风处理和使用抗生素等，以控制狂犬病病毒以外的其他感染。

3. 预防接种

(1) 暴露前免疫预防。接种对象为从事狂犬病研究的实验室工作人员、接触狂犬病病人的人员及兽医等狂犬病高暴露风险者。暴露前基础免疫程序为 0、7、21(或 28)天各接种 1 剂量狂犬病疫苗。后每两年，做增强免疫。

(2) 暴露后免疫预防。首次暴露后的狂犬病疫苗接种应当越早越好。一般咬伤者于 0(注射当天)、3、7、14 和 28 天各肌内注射狂犬病疫苗 1 个剂量。伤口的正确处理，抗狂犬病血清或免疫球蛋白和狂犬病疫苗的联合使用，可有效预防狂犬病的发生。

(3) 再次暴露后处置。任何一次暴露后均应及时、彻底地进行伤口处理。一般情况下，全程接种狂犬病疫苗后，体内抗体水平可维持至少 1 年。如再次暴露发生在免疫接种过程中，则继续按照原有程序完成全程接种，不需加大剂量。

第三节　大学生常见细菌性传染病和预防

一、肺结核

肺结核是由结核分枝杆菌入侵肺部引起的感染性疾病，是各种结核病中最常见的类型，约占全身结核病的 80%～90%，其中痰中排菌者称为传染性肺结核病。肺部病灶中的结核杆菌除沿支气管在肺内播散外，还可穿过胸膜引发结核性胸膜炎；通过血液、淋巴管等播散至全身各器官，引发相应器官的结核病。

结核分枝杆菌对干燥、冷、酸、碱等抵抗力强。在干燥环境中可以存活数月或数年，在阴湿处能生存数月以上，低温条件下如-40℃仍能存活数年。对乙醇、热、紫外线比较敏感，75%乙醇 2 分钟、煮沸 1 分钟均可将其灭活。将痰吐在纸上直接烧掉是最简易的灭菌方法；阳光直射下 2 小时结核分枝杆菌可被杀死，紫外线灯照射 30 分钟具有明显杀菌作用。结核分枝杆菌对大多数抗生素都有先天的耐药性。

(一)流行病学

1. 传染源

未经治疗的排菌病人是最重要的社会传染源。传染性大小取决于痰中结核菌的数量，经正规抗结核治疗后，痰中排菌量减少，传染性降低。一般来说，初治菌阳肺结核患者一旦给予系统的抗结核治疗，则传染性会在 2～4 周内迅速减弱直至消失。

2. 传播途径

主要是经呼吸道传播。肺结核患者咳嗽、打喷嚏排出的结核杆菌悬浮在空气飞沫中播散，痰液干燥后，结核杆菌还可随灰尘飘浮在空气中，如被健康人吸入即可导致发病。经消化道和皮肤等其他途径传播现已罕见。

3. 人群易感性

人群普遍对结核杆菌易感。感染结核菌后大多数人并不发病，仅于抵抗力低落时发病。婴幼儿、青春后期及老年人、生活贫困、居住拥挤、营养不良等人群易发结核病。某些疾病如糖尿病、胃切除术后、麻疹、百日咳及免疫抑制状态，包括免疫抑制性疾病和接受免疫抑制剂治疗者易受感染。

4. 流行特征

近 10 年来，结核病在全球呈明显上升趋势，成为传染病中第一杀手。我国结核病疫情也相当严重，病人总数仅次于印度，列全球第 2 位，结核病的死亡人数居法定传染病疫情报告之首位。该病属慢性传染病，早期无自觉症状，多在健康检查时才被发现，故其发病季节性不强。近年我国中学生和大学生中结核病发病率明显上升。总结我国结核病疫情特点是：高感染率、高肺结核患病率、死亡人数多和地区患病率差异大。

(二)临床表现

1. 全身症状

发热是早期活动性结核病的主要症状之一，轻症病人多为低热，病变恶化、合并感染或重症病人可有高热。结核病人发热特点是，长期午后低热，凌晨降至正常，急性粟粒型肺结核患者可表现为持续高热。部分患者有可伴有倦怠、乏力、盗汗、食欲减退、体重减轻、失眠、妇女月经不调、易激惹、心悸、面颊潮红等症状，或无明显自觉不适。

2. 呼吸系统症状

(1) 咳嗽咳痰。咳嗽咳痰为最常见症状，也是排除气道分泌物的生理反应。持续 2 周治疗不愈的咳嗽，应做痰结核杆菌检查及胸部 X 线检查。早期肺结核病人常常无痰，当结核病进展出现干酪坏死空洞形成或合并感染时痰量才逐渐增多。

(2) 咯血。1/3～1/2 病人在不同病期有咯血。咯血量不等，可为痰中带血、血痰或咯血。多数为少量咯血，少数为大咯血。

(3) 胸痛。部位不定的隐痛常是神经反射作用引起。固定性针刺样痛，随呼吸和咳嗽加重而侧卧位症状减轻，常是胸膜受累的缘故；膈胸膜受刺激，疼痛可放射至肩部或上腹部。

(4) 呼吸困难。一般肺结核病人无呼吸困难。当气管受压、肺不张、大量胸腔积液、胸膜增厚和肺气肿时，病人才感到呼吸费力。

(三)预防

1. 控制传染源

从当地疫情实际出发，定期开展重点线索调查和健康检查。普及肺结核知识，尽早治疗肺结核病人。对于开放性肺结核患者可以适当进行空气隔离，并加强宣教，不随地吐痰等，以免增加其对公共人群的传染危害。遵循直接督导下短程化疗策略，督导患者整个治疗过程。

2. 切断传播途径

病人及医务人员戴 14 层棉纱口罩或其他防护性口罩均能减少呼吸道的细菌数量，对结核菌的呼吸道传播有一定的预防作用。管理好患者的痰液。用 2%甲皂酚消毒，污染物阳光曝晒。

3. 保护易感人群

新生儿必须及时接种卡介苗。卡介苗(BCG)是一种无毒牛型结核菌活菌疫苗。接种后机体反应与低毒结核菌原发感染相同，产生变态反应同时获得免疫力。除对结核病有一定特异性抵抗力外，对其他细胞内病原菌感染和肿瘤的非特异性抵抗力亦有提高。工作和生活环境应经常通风。锻炼身体，养成良好的生活习惯。

二、细菌性痢疾

细菌性痢疾简称菌痢，是由痢疾杆菌感染而引起的肠道传染病。本病以腹痛、腹泻、里急后重和黏液脓血便为主要临床特征，可伴有发热及全身中毒症状，严重病例可出现感染性休克或中毒性脑病。

痢疾杆菌体外生存力较强，在蔬菜、瓜果及被污染物品上可存活 1～3 周，通常温度越低，生存时间越长；对日光、加热、酸及一般消毒剂均敏感。

(一)流行病学

1. 传染源

传染源包括急、慢性菌痢患者和带菌者。其中非典型患者、慢性患者及带菌者常因症状轻或无症状而易被忽略，或因表现不典型而被漏诊且管理困难，因而在流行病学上有更大的意义。病后带菌者亦有一定的传播作用。带菌期长短不一，成人较儿童为长。

2. 传播途径

本病主要经粪—口途径传播。痢疾杆菌随传染源的粪便排出后，通过污染的手、食品、水源或生活接触，或苍蝇、蟑螂等间接方式传播，最终均经口入消化道使易感者感染。

3. 人群易感性

人群对痢疾杆菌普遍易感。学龄前儿童患病多见，与不良卫生习惯有关，成人患者的发病则与机体抵抗力降低、接触感染机会多有关。病后可获得一定免疫力，但持续时间较短，不同菌群及血清型间无交叉保护型免疫力，易反复感染。

4. 流行特征

本病全年散发，以夏秋两季多见。儿童发病率一般较高，其次是 20～39 岁青壮年，老年患者较少。

(二)临床表现

潜伏期一般 1～4 天，短者可仅数小时，最长至 7 天。根据病程及病情，临床将菌痢分为急慢性两种。

1. 急性菌痢

(1) 普通型(典型)。起病急，高热伴寒战、头痛、食欲减退，并出现腹痛、腹泻，每日排便十余次至数十次不等，量少，开始为稀便，逐渐转为黏液脓血便，每次量不多，里急后重明显。左下腹压痛明显，肠鸣音亢进。自然病程为 1～2 周，多数可自行恢复，少数转为慢性。

(2) 轻型(非典型)。症状轻，不发热或低热，腹痛轻，里急后重不明显，每日腹泻 10 次以内，稀便有黏液无肉眼脓血。自然病程一般 4～5 天，常不治自愈，少数也可转为慢性。

(3) 重型。多见于年老体弱、营养不良患者，急起发热，腹泻每天达 30 次以上，为稀水脓血便，腹痛、里急后重明显。常伴呕吐，容易发生脱水、酸中毒、电解质紊乱，严重失水可引起外周循环衰竭。部分病例可演变为中毒性休克，少数可出现心、肾功能不全。

(4) 中毒型。多见于 2～7 岁儿童，突然高热起病，体温达 40℃ 以上。伴精神萎靡、嗜睡、抽搐及昏迷，迅速发展为循环衰竭、呼吸衰竭，而病初肠道症状不明显，病情进展迅速、凶险、病死率高。

2. 慢性菌痢

指病程迁延超过 2 个月以上未愈，根据临床表现可以分为 3 型。

(1) 慢性迁延型。急性菌痢发作后，病情迁延不愈，时轻时重，常有腹痛。因长期腹泻，还可出现乏力、营养不良及贫血等表现。大便常间歇排菌，构成不易管理的传染源。

(2) 急性发作型。半年内有菌痢病史，间隔一段时间又出现急性菌痢的表现，但发热等全身毒血症状不明显。

(3) 慢性隐匿型。一年内有菌痢史，临床症状消失 2 个月以上，但粪便培养可检出病菌，乙状结肠镜检查可见肠黏膜病变。

慢性菌痢中以慢性迁延型最为多见，急性发作型次之，慢性隐匿型最少。

(三)预防

1. 管理传染源

及时隔离治疗患者直至粪便培养阴性。对接触者观察 1 周。从事饮食、饮水及托幼工作的人员应定期作粪便检查，如发现带菌者，应彻底治疗并暂时调离相应工作。

2. 切断传播途径

搞好个人及环境卫生，饭前便后洗手，注意饮食和饮水卫生，加强粪便管理，灭蝇、灭蛆。

3. 保护易感人群

口服痢疾活菌苗，能刺激肠黏膜产生局部保护性抗体分泌型 IgA，免疫力可维持 6～12 个月，但与其他菌型无交叉免疫作用。流行期间，口服马齿苋、大蒜、地锦等，也有一定预防效果。

三、细菌性食物中毒

细菌性食物中毒是进食被细菌或其毒素污染的食物而引起的急性感染性中毒性疾病。据临床表现的不同，分为胃肠型和神经型两类。

(一)胃肠型食物中毒

胃肠型食物中毒较多见。其特点为潜伏期短，集体发病，临床上多以恶心、呕吐、腹痛、腹泻等急性胃肠炎表现为主要特征。

引起胃肠型食物中毒的细菌有以下 4 种。

(1) 沙门菌：存在于多种家畜、家禽及鼠的肠道、内脏、肌肉中，不耐热，55℃ 条件下 1 小时或 60℃ 条件下 10～20 分钟可被杀灭。

(2) 副溶血性弧菌：存在于墨鱼、海鱼、带鱼、海蜇及含盐较高的食物如咸菜、咸肉中，不耐热，56℃ 条件下 5 分钟即可杀死，90℃ 条件下 1 分钟可被杀灭。

(3) 大肠杆菌：为人和动物肠道正常寄居菌，一般不致病，但某些种类大肠杆菌可引起食源性肠炎。体外抵抗力较强，在水和土壤里可存活数月，含余氯的水中不能存活。

(4) 金黄色葡萄球菌：存在于人体的鼻腔、指甲缝、皮肤及皮肤化脓灶中。该肠毒素耐热，煮沸 30 分钟仍能保持毒性，耐酸，能抵抗胃蛋白酶和胰蛋白酶消化。

1. 流行病学

(1) 传染源。本病的主要传染源是带菌的动物如家畜、家禽及其蛋品、鱼类及野生动物，患者带菌时间较短，作为传染源意义不大。

(2) 传播途径。经进食被细菌或细菌毒素污染的食物而发病。食品可在加工、贮存过程中被污染。苍蝇和蟑螂为主要的传播媒介。

(3) 人群易感性。人群普遍易感，病后无持久免疫力，且易重复感染。

(4) 流行特征。多发于夏秋季。常因食用不新鲜、保存不当、烹调不当、生熟砧板不分或剩余物处理不当等食物而感染该病。可散发，也可集体发病。

2. 临床表现

潜伏期短，多于进食后数小时发病。

胃肠型食物中毒的临床表现大致相似，以急性胃肠炎症状为主，如腹痛、腹泻、恶心、呕吐为主要表现。一般起病急，腹部不适，上、中腹持续或阵发性绞痛，继而很快腹泻。便次数多少不等，每日数次到十多次，多为黄色稀便。吐泻严重者可出现脱水、酸中毒甚至休克。感染性食物中毒可有发热、头痛乏力等全身中毒症状。病程短，多在 2～3 天内恢复。

3. 预防

(1) 搞好饮食卫生，加强对相关从业人员《食品卫生法》的宣传教育，做好饮食卫生监督管理，包括食品链的所有环节：原料采购、加工制作、销售。切生、熟食物的厨具要分开，用后彻底消毒。生、熟食物分开放置，防止交叉污染。对熟食品，食用前必须再加热。

(2) 消灭苍蝇、鼠类、蟑螂和蚊类，不在食堂附近饲养家畜家禽。

(3) 开展健康教育，提高全民卫生意识，把好病从口入这一关。

(4) 一旦发现食物中毒，应立即报告当地卫生防疫部门，及时调查、分析、制订防疫措施。

(二)神经型食物中毒

神经型食物中毒亦称肉毒中毒，是因进食被肉毒杆菌外毒素污染的食物而引起的中毒性疾病。临床上以恶心、呕吐及中枢神经系统症状如眼肌、舌咽肌甚至呼吸肌麻痹为主要表现。症状严重，如不及时抢救，病死率较高。肉毒菌外毒素是一种嗜神经毒素，毒力极强，对胃酸有抵抗力，但不甚耐热。毒素在干燥、密封和阴暗的条件下，可保存多年。本病目前虽属少见，但由于肉毒杆菌外毒素的毒力极强，且无色、无臭、无味、不易察觉，又可大量生产，能通过气溶胶使人中毒，战时敌方可能用作生物武器，应引起重视。

本菌主要存在于家畜(猪、牛、羊等)及土壤中，也可附着于水果、蔬菜及谷物上。在沸水中可存活 5～22 小时。高压灭菌 121℃ 条件下 30 分钟，5%苯酚溶液 24 小时才能将其杀灭。

1. 流行病学

(1) 传染源。家畜、家禽及鱼类为传染源，病菌由动物肠道排出后，其芽孢可在土壤中长期存活，并由此污染食品。

(2) 传播途径。主要通过食物传播，多见于腌肉、腊肉、猪肉及制作不良的罐头食品，家制臭豆腐和豆瓣酱等食品。

(3) 人群易感性。人群普遍易感，不引起人与人之间传染，不产生病后免疫力。

2. 临床表现

潜伏期一般 12～36 小时，最短为 2 小时，最长为 10 天。潜伏期越短，病情越重。

起病突然，以神经症状为主，病初有头痛、头晕、乏力等，继而出现视力模糊、复视、瞳孔散大、眼睑下垂。重症者可出现吞咽、咀嚼、发音困难，甚至呼吸衰竭。体温一般正常，神志清楚，知觉存在。肌力低下主要见于颈部和肢体近端，腱反射呈对称性减弱。胃肠道症状轻，可有恶心、便秘或腹胀。病程中神志清楚，感觉正常，不发热。部分患者有便秘、腹胀、尿潴留。病程长短不一，通常 6～10 天后逐渐恢复，病重或抢救不及时者，多因呼吸中枢麻痹、心功能不全及继发肺炎而死亡。

3. 预防

(1) 做好食品卫生管理，尤其注意罐头食品的制作及火腿等腌制食品的包装和保存。食品罐头的两端若有膨隆现象，或内容物色香味改变者，内容物必须煮沸后丢弃。

(2) 遇有同食者发生肉毒素中毒时，其余人应立即注射多价抗毒血清 1000～2000u，每周 1 次，共 3 次，以防发病。

🏳 **拓展阅读**

常见传染病的预防

(1) 传染病——四处游荡的幽灵

(2) 一呼一吸，潜藏危机

(3) 不干不净，吃了生病

(4) 小小蚊虫，传播疾病

(5) 动物作伴，小心瘟神

(刘建伟，谢玉茹. 常见传染病的预防[M]. 北京：人民军医出版社，2014)

本 章 小 结

传染病是指由病原微生物和寄生虫感染人体后所引起的有传染性、在一定条件下可造成流行的疾病。感染是病原体与人体之间相互作用的过程。感染的过程可表现为：通过非特异性免疫和特异性免疫将病原体清除；病原体侵入人体后，仅诱导机体产生特异性免疫应答，而不引起或只引起轻微的病理损伤，因而在临床上不显出或仅显出轻微症状、体征，甚至生化改变，只能通过免疫学检查才能发现的隐性感染过程；无明显临床症状而携带病原体的病原携带状态；病原体侵入人体后，不但诱导机体发生免疫应答，而且通过病原体本身的作用或机体的变态反应，而导致组织损伤，引起病理改变和临床表现的显性感染；病原体感染人体后寄生于某些部位，由于机体免疫功能足以将病原体局限化而不引起显性感染，但又不足以将病原体清除时，病原体可以长期潜伏，待机体免疫功能下降时，则可引起显性感染的潜伏性感染。传染病的流行要具备传染源、传播途径、易感人群三个基本条件，同时受自然因素和社会因素的影响。

大学生常见的病毒性传染病有：流行性感冒、病毒性肝炎、水痘和带状疱疹、狂犬病。大学生常见的细菌性传染病有：肺结核、细菌性痢疾、细菌性食物中毒。这些传染病均具有其独特的临床表现。根据各传染病的流行病学特征，实施有针对性的预防措施，以防止传染病的发生、暴发、流行。

思考与练习

一、名词解释

病原体　　感染　　免疫

二、简答题

1. 按传播途径不同，传染病可以分为哪些种类？大学生常见的传染病分别属于哪类？
2. 感染过程可表现为几种形式？分别具有什么特点？
3. 从哪些方面预防传染病的发生？

三、论述题

1. 大学生常见的病毒性传染病有哪些？怎样预防？
2. 大学生常见的细菌性传染病有哪些？怎样预防？

【实践课堂】

我得了什么病

某大学生近期在没有控制体重情况下，食欲减退，身体慢慢消瘦。近半个月持续感觉乏力，早上起床反而比较累，下午也有比较明显的无力症状且伴有 37.6℃左右的低热，夜间熟睡时出汗，早晨觉醒后汗止且退热。根据上述症状，判断该学生可能患有什么病？

随身课堂

大学生生理健康教育

微信扫天下　课程掌中观

第四章.pptx

第四章二维码内容.doc

第四章习题答案.doc

性爱，如果认为同个性的全部发展无关而独立存在，就不可能是正确的社会教育。

——[苏]马卡连柯

第五章　大学生性健康教育

本章学习目标

➤　了解大学生常见的性行为及各种性生理现象
➤　重点掌握各种避孕方式的原理、有效率及适用对象
➤　掌握避孕失败的补救措施及其可能产生的负面影响
➤　了解性传播疾病的概念、危害
➤　掌握性病的传播途径
➤　重点掌握各种常见的性传播疾病及其预防措施

核心概念

性生理现象(Sexual Physiology)　性行为(Sexual Behaviour)　避孕(Contraception)
人工流产(Artificial Abortion)　性传播疾病(Sexually Transmitted Disease，STD)

引导案例

大学生人流、感染艾滋病比例均高于平均数

　　开放的社会让人们不再压抑性需求，婚前试爱、同居、一夜情等现象也逐渐被接受。首都医科大学附属北京地坛医院皮肤性病科主任医师刘彦春说，大学生性观念开放是社会发展的必然结果。中国性学会理事、北京回龙观医院性心理门诊主任邸晓兰说，大学生是一个对新奇事物接受力很强的群体，从紧张压抑的高中步入相对自由的大学后，更渴望释放自己。恋爱免不了有性爱，如何健康、安全、美妙、负责地体验性，对大学生而言却是一个空白。繁杂的网络和性爱电影带给他们的只有青涩的悸动和碎片化的知识。刘彦春总

结说，性开放本身不可怕，可怕的是匮乏的性知识和不安全的性行为，以及随之而来的一系列后果。

(1) 大学生成流产"主力军"。广东省中山市小榄人民医院妇产科主任医师王永利告诉记者："每到寒暑假，我们医院都会出现人流高峰。据不完全统计，我院每月有 100 多名大学生来做人流手术，占总数的 16%。而一次人流导致不孕的概率可达 5%。"记者在调查中也发现，北京五道口地区高校附近遍布各种人流小广告，甚至声称"凭学生证优惠"。原国家人口计生委 2012 年发布的数据显示，25 岁以下女性人流数为 600 多万，占全国人流总数的一半以上。

(2) 性病高发。没有保护的性行为会传播淋病、梅毒、艾滋病等性传播疾病。浙江省疾控中心的数据显示，2014 年前 10 个月，全省共报告艾滋病病人及感染者 3327 例，其中学生有 104 名，这一群体 85.7%的增长速度远高于总人群 21.2%的增幅。浙江省疾控中心副主任蒋健敏估算，同性性行为群体已占到高校男生的 4%，而他们对无保护措施男男性行为危害的知晓度却非常低。刘彦春介绍说，10 年前见到十八九岁的学生来看性病，医生会很惊讶，如今已经见怪不怪了。"在北京，绝大多数艾滋病感染者是男性。我接触的感染者大都是本科或研究生，其中超过一半人并不知道自己是怎么被感染的。"

(3) 妇科病高发。王永利说："过早开始性生活、事先不采取避孕措施、事后服用紧急避孕药、不注意性卫生等，都容易导致盆腔炎、输卵管炎、输卵管堵塞等妇科疾病，致使意外怀孕、宫外孕、宫颈癌频发。"还有很多学生担心去正规医院遇到熟人，会瞒着父母去安全性得不到保障的小诊所做人流，风险更高。

(4) 带来心理阴影。邸晓兰认为，流产后，丧失的痛苦、对健康的担忧、生怕父母斥责以及恋爱中的挫折感，都会让学生背负太多压力，个性不成熟的人可能会出现抑郁情绪，甚至自杀行为。刘彦春表示，流产给许多女性留下一生的创伤。

(资料来源：《生命时报》记者谭卓曌)

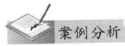

案例分析

我国性教育开展多年，效果却有限，存在以下难点：其一，有关"性"的话题本身就有争议，而性教育一直就不乏反对声音；其二，学校与家长并没有意识到性教育匮乏的严重性，甚至将其视为"不正经"；其三，正面、科学的声音明显不足。社会对于性开放的尺度还在摸索期，开放过度可能会导致性泛滥，但压抑性本能可能会增加性冷淡。但无论如何，性教育不是无师自通的。在大学生群体中认真开展性健康教育势在必行。

第一节　大学生性行为及防护

　　大学生性健康包括性生理健康、性心理健康以及具有正确的性观念、高尚的性道德和正当健康的性行为。人类的一切行为都不能只凭本能去做，而要讲文明、讲文化，以社会性为主导。社会是区别人类和动物的一把标尺。因此，在大学生婚前性行为的问题上，既不能认可、提倡或听之任之，又不能加以粗暴地打击与压制，而要循循诱导青年们成熟地认识这个问题，培养高尚的情操，正确地理解性，并让大学生了解有效的避孕措施以及终止妊娠的方式。这些都是大学生性教育的重要内容。

一、性生理现象(见本章末二维码)

二、大学生常见的性行为

　　健康的性行为是指有利于健康的性活动，包括三个条件：双方情愿、无伤害、过后无悔恨等不良影响。双方情愿，要求行为双方都有爱与男女平等权利的基础，而不应受到非情感因素的左右，如金钱、财物、权力支配下的性报酬、淫威泄恨性质的性攻击等。总而言之，只要性行为没有爱情以外的附加条件，在双方身心如意和谐的状态下完成，事后无悔恨而充满愉悦，大多数都是健康的性行为。

　　性梦、性幻想及自慰均属于性成熟期青年的自慰性行为。性成熟的大学生在得不到性爱对象的性满足时，往往通过梦境、幻想或手淫获得自身性满足，这是性成熟的大学生正常的性心理。

1. 性梦

　　性梦，又称春梦，是指在睡梦中发生性行为。这也是青春期性成熟后出现的正常的心理、生理现象，在青年中普遍存在。性梦是指人在梦中与异性谈情说爱，甚至发生两性关系。性梦的本质是一种潜意识活动，是人类正常的性思维之一。性梦是不由人控制的，梦和现实的巨大差别，不代表人的真正意愿。

　　统计学表明，性梦多发生于男性青少年当中，且性梦发生率有明显的年龄差异，一般随青少年年龄增长而增加。而且，男少年的性梦发生与遗精有密切关系，尚未发生过首次遗精者，无一人有过性梦。性梦多见于未婚男女，尤其在求爱期间出现的次数最为频繁，婚后这种现象大为减少。

　　性梦在受过高等教育的人中比受教育程度低的人更为频繁。性梦是一种不受意识控制的行为，未损害她(他)人，不涉及道德品质。心理学家认为，性梦作为一种自然生理发泄，对健康人而言起一种安全阀的作用,以缓解积累起来的性张力。

2. 性幻想

性幻想，性心理学名，自慰行为之一。指青春期男女、未婚成年人在性欲未得到满足的情况下，自编自导的带有性色彩的"连续故事"。这些人对异性爱慕强烈，但又不能与之发生性行为，故将其所见所闻有关性爱镜头，经自己大脑重新组合而编成自己的性过程。性幻想是人类常见的性现象，俗称意淫。

性幻想是通过想象而达到性兴奋的另一种自我刺激的性活动方式。它可以单独发生，也可以在手淫或性交时发生。性幻想的能力对人类自然的性反应有着重要影响。在双方性交过程中的性幻想也可促进性兴奋的提高，有助于克服紧张和抑制心理，调节双方长期而单调乏味的性生活。它往往给人们带来新鲜感。性幻想的运用在性治疗中也占有一定的地位。

性幻想是正常健康人的生活一部分，但这种性幻想超过正常范围并影响健康，就成为一种病理性的幻想。性幻想的发生如果干扰日常的学习及生活，或者取代和她(他)人的交往，就会导致其心理变态。

3. 自慰

自慰就是靠自己的能力来解决性胀满、宣泄性能量，满足自己对性的要求，并从性方面获得快感和慰藉。所以，自慰是正常的生理现象。人类的自慰现象广泛存在，俗称手淫，打手枪、打飞机等说法也时有使用，多用于描述男性。"手淫"的叫法广为流传，但由于"淫"在中文为贬义词，用来指代一种性行为方式有欠妥当，所以应该杜绝"手淫"的称谓，科学术语应该是自慰。

各个年龄段的男女都可以有自慰行为，其成因不尽相同。儿童时期出现的自慰行为多是由于无意识地偶尔玩弄生殖器，或者因为穿紧身裤、骑跨活动时因为摩擦生殖器的刺激并引起快感，一般并没有性高潮。无论男女，到了青春期后，由于体内的生理变化，由此产生性冲动和性欲，对性满怀憧憬、好奇和幻想。正常的性欲是人类成熟和繁衍后代的基本要求，是正常的生理现象。但是从性成熟到能够合法地宣泄性能量、满足性要求(登记结婚)一般要等待数年或更久，而这段时间的性需求往往最高，总要寻找机会宣泄涨满的性欲。男人和女人都可能在不经意的机会，偶尔刺激生殖器官并达到高潮，从而一发不可收拾，养成自慰的习惯。也有的是在他人的诱导或协助下，学会了自慰，并一发不可收拾。

自慰绝对不是一种罪恶的行为，以往认为手淫有害论的观点，现在已经逐渐地被淡化了，但主流文化的偏见仍然认为，自慰仅是性交的补充。实际情况是，自慰具有独立性行为的价值，是标准的性行为方式之一，可以获得与性交相同的生理反应。适度的自慰不会对身体造成任何伤害，善加利用还可以弥补人们不能进行夫妻性生活的缺憾，如未婚青年、夫妻分居、离异丧偶者、性病患者、残疾人、配偶患病不能过性生活者，有利于焕发出更大的工作热情和精力。自慰不会传染任何性病，也不会涉及他人，或卷入出轨的性行为与感情纠葛，更不会导致性攻击甚至性犯罪的发生，并避免了因性问题而引起的道德问题和社会问题。所以，自慰本身无害，一定要顺其自然，不要有心理压力，以免事后产生内疚、自责等情绪，并容易因对自慰误解导致的恐惧，而出现许多"想象出来的"疾病，或者将自身的疾病与手淫牵强附会地联系在一起。

自慰偶尔也可以给人们带来一些小麻烦，主要包括极少数男人难以顺利完成由自慰到夫妻性交的过渡、难以控制自己对自慰的向往、担心自慰会遭致疾病而损害健康、自慰行为曝光后的尴尬。

三、避孕

在我国，避孕是每对育龄夫妻及异性伴侣需要正视的问题。所以，了解避孕方法，学会使用正确、有效的避孕方式是十分必要的。如果避孕失败，而且不想生育，就需要考虑人工流产。人工流产对女性的身心健康有不利影响，应该尽量避免。在生活中经常用到的避孕方法包括以下几种。

(一)药物避孕法

1. 避孕原理

(1) 抑制排卵。药物抑制下丘脑释放 LHRH(促黄体激素释放激素)，使垂体分泌 FSH(促卵泡生成素)和 LH(促黄体生成素)减少，同时直接影响垂体对 LHRH 的反应，不出现排卵 LH 高峰，故不发生排卵。

(2) 阻碍受精。低剂量孕激素改变宫颈黏液性状，量变少而粘稠度增加，拉丝度减小，不利于精子穿透；杀死精子或影响精子功能，如外用杀精剂。

(3) 阻碍着床。避孕药可改变子宫内膜形态与功能，避孕药中孕激素成分干扰了雌激素效应，子宫内膜增殖变化受抑制。又因孕激素作用使腺体及间质提早发生类分泌期变化，造成子宫内膜分泌不良，不适于受精卵着床。

2. 避孕药的影响

口服避孕药的常见副作用是产生类早孕反应，具体表现为头晕、乏力、食欲不振、恶心、呕吐等。还有些可出现阴道不规则流血、闭经、体重增加、皮肤色素沉着。

由于惧怕避孕药的副作用(这往往是由大众出版物不恰当的宣扬所致)，许多女性停止使用口服避孕药。但正确服用低剂量甾体激素避孕药，避孕药的影响也可能是正面的。比如复方口服避孕药中所含的孕激素对子宫内膜有保护作用，可减少子宫内膜癌的发病率。另外，复方口服避孕药也可降低卵巢癌的发病率。然而，激素法并不能像避孕套以及杀精剂等方法那样防止性传播疾病。

当然，决定一位女性是否需要使用口服避孕药时应慎重考虑，并寻求医师的指导，适当考虑其生活环境。

3. 避孕药的禁忌证

(1) 有重要器官病变者，如急慢性肝炎或肾炎、严重心血管疾病、冠状动脉粥样硬化、高血压。

(2) 患血液病或血栓性疾病者。

(3) 内分泌疾病，如糖尿病需用胰岛素控制者、甲状腺功能亢进者。

(4) 恶性肿瘤、癌前病变、子宫或乳房肿块患者。

(5) 哺乳期不宜服用，因避孕药抑制乳汁分泌，并使其蛋白质、脂肪含量下降。

(6) 产后未满半年或月经未来潮者。

(7) 月经稀少或年龄大于 45 岁者。

(8) 年龄大于 35 岁的吸烟女性不宜长期服用，以免卵巢功能早衰。

(9) 精神病及智力障碍生活不能自理者。

4. 避孕药的种类

1) 复方短效口服避孕药(是雌性激素和孕激素的符合制剂)

短效口服避孕药为一类女用口服避孕药，作用时效短，每月需要连服 22 天。在各类避孕药物中应用得最早、最广泛，避孕效果也最好(可达 99.8%以上)。我国目前使用的剂量仅为原来的 1/4 和 1/8。我国目前短效口服避孕药主要有口服避孕片 1 号、2 号、妈富隆和达英-35。

服药方法和注意事项：①从月经周期的第五天开始服药(月经来潮的那天为月经第一天)，即使月经尚未干净也要开始服药，每天一片，连服 22 天。一般停药后 3 天内月经来潮，服用一个月可避孕一个月。②当天晚上忘记服用，第 2 天早晨补服 1 片。③ 服药期间如出现类早孕反应或阴道少量出血，可请医生诊治。④如果停服药后 7 天仍未来月经，应在此日晚开始服用下一个周期的药物。如果连续停经 2 个月以上，应请医师检查原因。⑤有些药物如利福平、本巴比妥、苯妥英钠、非那西汀、眠尔通、氨基比林、氨苄青霉素和广谱抗菌素，可降低避孕药效果及增加突破性出血。⑥连续服用 4~5 年，最好停止服用 2~3 个月，让卵巢功能恢复一下，再继续服药。停药期间要采取其他避孕措施。⑦哺乳期间不宜服用。短效避孕药自临床应用以来，不少妇女已经连续服用 5~10 年，对健康和性生活都无影响，停药后很快恢复生育功能。缺点是几乎需要每天服用，不方便。

2) 复方长效口服避孕药(含长效雌性激素和人工合成孕激素)

此类避孕药,服用 1 次可以维持避孕 1 个月。这种药有两种服用方法,一种是在月经来潮第 5 日服用第 1 片,第 10 日加服 1 片,以后按第 1 次服药日期每月服用 1 片。另一种是在月经来潮第 5 日服用第 1 片,第 25 日服用第 2 片,以后每隔 28 日服用 1 片。无论哪种服用方法,都要认真阅读用药说明,或遵医嘱。复方长效口服避孕药由于所含的激素量比较大,所以,出现的副作用也比较多。

3) 速效避孕药(探亲避孕药)

这类药物为甾体化合物,除双炔失碳酯外均为孕激素类制剂或雌、孕激素复合制剂。服用时间不受经期限制,适用于短期探亲夫妇。此类避孕药主要有炔诺酮探亲片、甲地孕酮探亲片 53 号探亲抗孕片、甲醚抗孕丸等,按照相应的说明书服用,避孕率均可达 99%以上。

4) 紧急避孕药(也称事后避孕药)

该药物是在无保护的性交后紧急使用的一类女性口服避孕药。类药主要是抗胚胎在子宫着床。在理论上是防止意外妊娠的一种安全有效的避孕方法。在临床上,性交后 24 小时内服药,常用事后避孕药有双炔失碳酯、双丙酸酯、18-甲基二烯炔诺酮等。上述药物避孕作用机制是影响卵子的运行和子宫内膜的发育,使受精卵的发育、子宫环境和内膜的发育不能同步,达到阻止胚胎着床的目的。只要按服用方法服药,避孕效果在 99%以上。

紧急避孕药不是常规避孕药,不能天天吃,只能作为在没有采取任何避孕措施下进行性生活而采取的一种补救措施。专家建议,一年最好不要超过三次使用该药物。在服用该药品时,要严格按照说明书规定来服用,了解其副作用。常见的副作用就是会引起月经紊乱、胃肠道不适,进而对内分泌系统发生影响,对身体健康有所伤害。

5) 长效避孕针

目前供应的有单纯孕激素类和雌、孕激素混合类。单纯孕激素类的优点是不含雌激素,可用于哺乳期避孕,但易并发月经紊乱,故主要应用雌、孕激素混合类。肌注 1 次可以避孕 1 个月,有效率达 98%,首次于月经周期第 5 日和第 12 日各肌注 1 支,以后在每次月经周期第 10～12 日肌注 1 支。一般于注射后 12～16 日月经来潮。用药前 3 个月可能发生月经周期不规则或经量多的现象,应对症用止血药,或用雌激素、短效口服避孕药调整。月经频发或经量过多者不宜用长效避孕针。

6) 缓释系统避孕药

缓释系统避孕药是将避孕药(主要是孕激素)与具备缓慢释放性能的高分子化合物制成多种剂型,在体内持续恒定进行微量释放,起长效避孕作用。

① 皮下埋植剂。这是常用的一种缓释系统的避孕剂。可避孕 5 年,有效率为 99% 以上。优点是不含雌激素,随时可取出,恢复生育功能快,不影响乳汁质量,使用方便。副反应主要是不规则少量阴道流血或点滴出血,少数闭经,一般 3～6 个月后副反应可逐渐减轻及消失。

② 缓释阴道避孕环。国内研制的硅胶阴道环，又叫甲硅环，为直径 4cm、具有弹性的空芯软硅橡胶环，空芯内含甲地孕酮 250mg，可连续使用 1 年，月经期不需取出。

③ 微球和微囊避孕针。这是近年发展的一种新型缓释系统的避孕针。采用具有生物降解作用的高分子化合物与甾体避孕药混合或包裹制成的微球或微囊，通过针头注入皮下，缓慢释放避孕药。而高分子化合物可自然在体内降解、吸收，不必取出。每 3 个月皮下注射一次，可避孕 3 个月。

7) 外用避孕药

① 外用杀精子剂。该药由阴道给药，以杀精或使精子灭活达到避孕目的，主要有外用避孕药膜、避孕栓(片)及避孕胶冻(药膏)等。我国研制的以壬苯醇醚为主药，与水溶性基质制成胶冻，称为乐乐迷胶冻。该药注入阴道后，对精子细胞蛋白膜起作用，杀死精子，达到避孕目的。上海试制成复方 18-甲炔诺酮阴道泡腾片，有效率达 99.3%，副反应小。使用外用杀精子剂避孕，不会抑制乳汁分泌，不干扰月经周期，不含激素，但长期使用较麻烦，难以坚持。

② 透皮贴剂。透皮贴剂是美国研制成功的与口服避孕药作用相同的局部用药。药物由 3 块有效期为 7 日的贴剂构成。用药 3 周，停药 1 周以后再用。此贴剂含人工合成雌激素和孕激素储存区，可从药膜中按一定量及比例释放，效果同口服避孕药，可接受性比口服避孕药大得多。

(二)工具避孕法

1. 避孕套避孕法

避孕套(见图 5-1)又称为安全套，是当今使用最为广泛、经济和简便的避孕工具之一。现代使用的避孕套是用优质、薄形、透明的乳胶制成，一般在其外面涂有避孕油膏，使用时可以增加润滑度和增强避孕效果。近年来，为了增加性交时的刺激和快感，一些避孕套被制成各种色彩以及表面带有突出条纹和颗粒的形状。

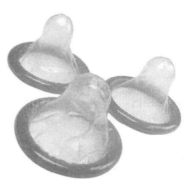

图 5-1 避孕套

避孕套的顶端有一个贮藏精液用的小囊，开口部有一橡胶圈，未使用时呈卷起状。国内避孕套规格分大、中、小三号，直径分别为35mm、33mm、31mm。选择合适的避孕套很重要，避孕套过大时，性交时容易脱落；避孕套过小时，阴茎会因紧勒而勃起不适。

使用避孕套的方法是：当阴茎勃起后，从包装袋中取出避孕套，将开口套在阴茎头部，再向阴茎根部慢慢推下卷起部分，直到露出橡胶圈为止。射精结束后，用手按住避孕套的橡胶圈，随阴茎一起抽出阴道，以免避孕套脱落在阴道内。

避孕套除了避孕作用外，还有以下优点：①可以有效预防梅毒、艾滋病毒、淋病、人类乳头状病毒等感染。②治疗抗精子抗体所致的免疫性不孕，有些不孕女性是因为体内存在抗精子抗体，当精子进入阴道就会发生免疫反应，阻止了精子的运动和受精，影响女性怀孕。如果采用避孕套避孕半年，使体内抗精子抗体的浓度下降或消失，将会增加受孕的概率。③辅助治疗男性的早泄，使用避孕套来降低龟头的敏感度，延长性交的时间。④可以减少宫颈癌的发生，因为避孕套阻断了包皮垢与子宫颈的接触，可以有效地降低宫颈癌发生的概率。

避孕套是目前使用率最高的避孕方法，一般若使用方法正确，它的避孕效果也是非常好的，但有些男性因为觉得它影响性快感而不愿意使用。

2. 宫内节育器

节育器是一种放置在子宫腔内的避孕装置，由于初期使用的装置多是环状的，通常叫节育环。宫内节育器的种类很多，国内常用的有金属单环、麻花环、混合环、节育环、T形环等，但以金属单环为最多。

宫内节育器又叫避孕环，是放置在子宫腔内的避孕装置，通常以不锈钢、塑料、硅橡胶等材料制成，不带药的节育器称惰性宫内节育器，如宫内节育器加上孕激素或铜，可提高避孕效果，称之为带药或活性宫内节育器，是目前推崇的节育器械种类。

节育环对全身干扰较少，作用于局部，取出后不影响生育，具有安全、有效、可逆、简便、经济等优点，是最常用的节育用具之一。采用宫内节育环避孕者在我国占40%以上，有效率约为90%。

"上环"是中国育龄期妇女最常被迫选用的长效避孕措施，往往一个环在体内放置的时间可达十余年。

将节育器放置于育龄妇女的宫腔内，通过机械性刺激及化学物质的干扰而达到流产避孕的目的，不抑制排卵，不影响女性内分泌系统，因而避免了一般药物避孕的不良反应。经过多年的实践改良，现应用于临床的节育器多为含铜或含药节育器，支架材料为塑料、聚乙烯、记忆合金等，外形也不单一，有圆形、T形、V形、Y形及链条状等。不同材质及不同形状的节育器各有特性，因而可适用于不同体质及需要的妇女。

(三)其他避孕法

1. 体外排精法

体外排精法避孕是指当性交过程中即将发生射精前，抽出阴茎将精液射在体外，不让精液进入阴道而避孕。因该方法技巧不易掌握，且男性在射精前会排除少量流出的精液进入到女方的阴道中，容易导致怀孕，所以避孕的效果也不可靠。

2. 安全期避孕法

卵子自卵巢排出后可存活 1～2 日，而受精能力最强的时间是排卵后 24 小时内；精子进入女性生殖道可存活 2～3 日。因此，排卵前后 4～5 日内为易孕期，其余的时间不易受孕，视为安全期。采用安全期进行性生活而达到避孕目的，称为安全期避孕法。由于其单靠避开易孕期发生性行为而不用药物或工具避孕，又称为自然避孕法。使用安全期避孕，需事先确定排卵日期，通常根据基础体温测定、宫颈黏液检查或通过月经周期的规律来推算。多数女性月经周期为 28～30 日，预期在下次月经前 14 日排卵，排卵日及其前后 4～5 日以外的时间即为安全期。如果以月经周期第一天来看，离月经第一天越近，受孕可能性越小，较可靠的是月经周期第一周和最后一周。安全期避孕方法简便易行，但由于女性排卵过程可受生活、情绪、性活动、健康状况或外界环境等因素影响而推迟或提前，还可能发生额外排卵，因此，安全期避孕法并不十分可靠，失败率达 20%。月经周期不规律者，不易掌握排卵期，故不宜使用此方法避孕。目前有多种容易得到且安全可靠的避孕方法，采用安全期避孕是不可取的。临床上常发现采用安全期避孕导致意外妊娠的案例。总之，安全期避孕并不安全。

四、避孕失败的补救措施

针对没有采取避孕措施或避孕失败所致的意外妊娠，可在妊娠早期人为地采取措施终止妊娠即人工流产。人工流产是避孕失败的补救措施，人工流产的次数越多，引发的女性生殖健康问题就越多，因此不能直接用此法作为节育方法。早期人工流产的方法有药物流产和人工流产术。

1. 药物流产

药物流产又称药流，是指用米非司酮片加米索前列醇药物口服终止早期妊娠。近年来已广泛应用于临床。在怀孕早期不须手术、而用打针或服药的方法达到人工流产。应用药物使妊娠终止，是近 20 年来的新发展。目前常用的药物是米非司酮片和米索前列醇联合应用，前者使子宫蜕膜变性坏死、宫颈软化，后者使子宫兴奋、子宫收缩，促使胚胎排出。

药物流产适用于终止 49 日以内的妊娠，就是使用药物后身体内的孕酮活力下降，引起流产，再通过药物使子宫发生强烈收缩，迫使妊娠组织排出体外。药流是通过药物使子宫蜕膜变性坏死、宫颈软化、同时子宫收缩、迫使胚胎排出体外。在这个过程中，患者因子宫收缩导致下腹部疼痛，这种疼痛感因个人耐受程度不同是有所差异的。

药物流产的优势包括：①药物流产避免了手术流产的疼痛及发生某些并发症，达到人工流产的目的。②药物流产应用方便，服药简便，不做刮宫手术，痛苦相对小一些，效果基本可靠。③药物流产适合于怀孕 5～7 周的不适合用手术方法流产的健康妇女，尤其是有瘢痕子宫、哺乳期妊娠子宫、子宫畸形，人流半年内或有过多次人流史的女性终止早孕。

但药物流产也很可能造成流产失败，用药 8 天后未见胎囊排出，经 B 超检查证实宫中仍有妊娠物，这种情况必须去医院做清宫手术。而且还有可能造成患者失血过多、危及性命特别是大出血不止，如果不及时清宫、输血，失去了抢救机会，性命难保。除此之外，药流的副作用还有服药过程中除可出现恶心、呕吐、腹痛、腹泻等胃肠道反应外，出血时间长、出血多是药物流产的主要副作用，用药物治疗效果差，必要时需清宫。

药物流产必须在有正规抢救条件的医疗机构进行。药物流产有很强的适应证，私自买药的人如不了解这些适应证，不适合药物流产的人自己买药堕胎非常危险。

2. 人工流产术

人工流产术是指在妊娠早期用手术器械将胚胎组织从子宫内吸出，使妊娠中止。根据孕周大小，可分为人工流产负压吸引术、人工流产钳刮术。人工流产负压吸引术适用于妊娠 10 周以内者，以妊娠 45～50 天最为合适；人工流产钳刮术适用于妊娠 11～14 周者。在现代医疗技术下，人工流产术一般较为安全，但仍可能发生一些并发症，给女性造成身心伤害。人工流产术可能造成近期与远期并发症，近期并发症如子宫穿孔、人流综合征、漏吸、吸宫不全、术中出血、术后感染等，远期并发症如慢性盆腔炎、月经异常、继发不孕、子宫内膜异位症，再次妊娠时可能出现流产、早产、异位妊娠、胎盘粘连、前置胎盘、胎盘植入等，为孕育健康的下一代埋下诸多隐患。

第二节　性传播疾病

一、性传播疾病的概念

早在 20 世纪 60 年代以前，性病(Venereal Disease, VD) 是指通过性行为传染的疾病，主要病变发生在生殖器部位，包括梅毒、淋病、软下疳、性病性淋巴肉芽肿 4 种，称为第一代性病或者"经典性病"，俗称"花柳病"。

1975 年，世界卫生组织对性病范围做了更新和扩展，病种主要包括尖锐湿疣、生殖器疱疹、非淋菌性尿道炎(宫颈炎)、传染性软疣、阴道滴虫病、生殖器念珠菌病以及艾滋病等20 多种。这些病都是通过性行为而感染的，或由这些病的感染者作为传染源，通过性行为或类似性行为及间接接触而传播。医学上，将这一组传染性疾病统称为性传播疾病(Sexual Transmitted Diseases，STDs)。性传播疾病的病变不仅发生在生殖器部位，也可累及生殖器所属的淋巴结、皮肤黏膜，甚至侵犯全身其他组织器官，给人体健康带来巨大危害。

二、性传播疾病的危害(见本章末二维码)

三、性病的传播途径(见本章末二维码)

四、常见的性传播疾病及其预防

2012 年 6 月 29 日，卫生部部务会审议通过《性病防治管理办法》，自 2013 年 1 月 1 日起施行。其中将梅毒、淋病、生殖道沙眼衣原体感染、尖锐湿疣和生殖器疱疹及艾滋病纳入法定检测和重点防治性病。艾滋病广义上属于性传播疾病，但由于其特殊的危害性，本书将单独介绍。

(一)淋病

淋病是淋病奈瑟菌(简称淋菌)引起的以泌尿、生殖系统化脓性感染为主要表现的性传播疾病，是一种古老而又常见的性病。近年来，淋病在全世界范围内广为流行，且发展中国家的发病率高于发达国家发病率的一种，也是我国性病中发病率最高的疾病。统计表明，淋病的发病率与人群性活动有关，高发年龄为 15～29 岁。男性高于女性，贫民、未婚者、受教育水平低者发病率较高。

1. 临床表现

1) 男性淋病

(1) 男性急性淋病。潜伏期一般为 2～10 天，平均 2～5 天。开始尿道口灼痒、红肿及外翻。排尿时灼痛，伴尿频，尿道口有少量黏液性分泌物。3～4 天后，尿道黏膜上皮发生多处局灶性坏死而产生大量脓性分泌物，排尿时刺痛，龟头及包皮红肿显著。尿道中可见淋丝或血液，晨起时尿道口可结脓痂。可伴有轻重不等的全身症状。

(2) 男性慢性淋病。一般多无明显症状，当机体抵抗力减低，如过度疲劳、饮酒、性交时，即又出现尿道炎症状，但较急性期炎症轻，尿道分泌物少而稀薄，仅于晨间在尿道口有脓痂黏附，即"糊口"现象。

2) 女性淋病

(1) 女性急性淋病。感染后开始症状轻微或无症状，一般经 2～3 天的潜伏期后，外阴部首先发炎，自觉瘙痒，行走时疼痛，相继出现尿道炎、宫颈炎、尿道旁腺炎、前庭大腺炎及直肠炎等，其中以宫颈炎最常见。70%的女性淋病患者存在尿道感染。淋菌性宫颈炎常见，多与尿道炎同时出现。

(2) 女性慢性淋病。急性淋病如未充分治疗可转为慢性，表现为下腹坠胀、腰酸背痛、白带较多等。

(3) 妊娠合并淋病。多无临床症状。患淋病的孕妇，分娩时可经过产道而感染胎儿，特别是胎位呈臀位尤易被感染，可发生胎膜早破、羊膜腔感染、早产、产后败血症和子宫内膜炎等。

(4) 幼女淋菌性外阴阴道炎。外阴、会阴和肛周红肿，阴道脓性分泌物较多，可引起尿痛、局部刺激症状和溃烂。

2. 预防措施

淋病是危害较大的性病之一。如得不到及时诊治或治疗不彻底，可经淋巴管、血管扩散，引起腹股沟淋巴管炎、关节炎、皮肤脓肿、脑膜炎、心内膜炎、结膜炎、腹膜炎等严重并发症，甚至并发尿道狭窄。淋病的预防要注意以下几点：

(1) 宣传性传播疾病知识，提倡高尚的道德情操，严禁嫖娼卖淫，提倡洁身自好。

(2) 经常用肥皂清洗阴部和手，不要用带脓汁的手去揉擦眼睛。在公共浴池，不入池浴，提倡淋浴。

(3) 使用安全套，并在性交前后用洁阴洗液清洗或灌洗阴部，可有效地预防性病的感染，降低淋球菌感染发病率。

(4) 患者应注意个人卫生与隔离，不与家人、小孩尤其女孩同床、同浴。

(5) 患病后要及时治疗，以免传染给配偶及他人，性伴侣应同时治疗。未治愈前应避免性生活。

(6) 新生儿出生时，经过有淋病母亲的阴道，淋菌侵入眼睛会引起眼睛发炎。为了预防发生新生儿眼病，对每一个新生儿都要用 1%硝酸银一滴进行点眼预防。

(7) 家人、性伴侣如果出现某些可疑的症状(如皮疹、溃疡、阴道或尿道分泌物异常等)怀疑有性病时，应尽早去正规医院检查治疗。因为早期诊断、早期治疗能够防止产生并发症和后遗症。

(二)梅毒

梅毒是由苍白(梅毒)螺旋体引起的慢性、系统性性传播疾病，主要通过性途径传播，临床上可表现为一期梅毒、二期梅毒、三期梅毒、潜伏梅毒和先天梅毒(胎传梅毒)等。在《中华人民共和国传染病防治法》中，被列为乙类防治管理的病种。梅毒在全世界流行，据 WHO 估计，全球每年约有 1200 万新发病例，主要集中在南亚、东南亚和次撒哈拉非洲。近年来梅毒在我国增长迅速，已成为报告病例数最多的性病。所报告的梅毒中，潜伏梅毒占多数，一、二期梅毒也较为常见，先天梅毒报告病例数也在增加。

梅毒患者的皮肤、黏膜中含梅毒螺旋体，未患病者在与梅毒患者的性接触中，皮肤或黏膜若有细微破损则可得病。极少数可通过输血途径传染。获得性梅毒(后天)早期梅毒病人是传染源，95%以上是通过危险的或无保护的性行为传染，少数通过亲吻、输血、污染的衣物等传染。胎传梅毒由患梅毒的孕妇传染，如果是一、二期和早期潜伏梅毒的孕妇，传染给胎儿的概率相当高。

梅毒的预防方面，首先应加强健康教育和宣传，避免不安全的性行为，其次应采取以下预防措施。

(1) 追踪病人的性伴，查找病人所有性接触者，进行预防检查，追踪观察并进行必要的治疗，未治愈前禁止性行为。

(2) 对可疑病人均应进行预防检查，做梅毒血清试验，以便早期发现病人并及时治疗。

(3) 对患梅毒的孕妇，应及时给予有效治疗，以防止将梅毒感染给胎儿。未婚而感染梅毒者，最好治愈后再结婚。

(4) 如需献血，要去正规采血点，在献血前需做全面的血液检查，预防感染。如需输血，需要输血单位出示所输血液的检查证明，防止不必要的麻烦发生。

(5) 梅毒患者应注意劳逸结合，进行必要的功能锻炼，保持良好的心态，以利康复。

(6) 注意生活细节，防止传染他人：早期梅毒患者有较强的传染性，晚期梅毒虽然传染性逐渐减小，但也要小心进行防护。自己的内裤、毛巾及时单独清洗，煮沸消毒，不与他人同盆而浴。发生硬下疳或外阴、肛周扁平湿疣时，可以使用清热解毒、除湿杀虫的中草药煎水熏洗坐浴。

(7) 梅毒患者在未治愈前应禁止性行为，如有发生则必须使用安全套。

(三)生殖器疱疹

生殖器疱疹又称阴部疱疹，是由单纯性疱疹病毒(Herpes Simple Virus, HSV)溃疡性病变的性病。近年来，在世界范围内，生殖器疱疹的患病人数不断增加，尤其是在性活跃的人群中，约有 30%的人患过生殖器疱疹，在青年这一年龄段中，生殖器疱疹的发病率甚至比淋病还高。女性患病者居多。生殖器疱疹的发病率在性病中仅次于淋病和梅毒，居性病发病率的第三位，在由病毒所引起的性传播疾病中占第一位。本病目前在我国沿海地区发病率呈逐年上升趋势。

1. 临床表现

1) 初发生殖器疱疹

初发生殖器疱疹分为原发性生殖器疱疹和非原发的初发生殖器疱疹。第一次感染 HSV 而出现症状者为原发性生殖器疱疹，其病情相对严重。而部分病人既往有过 HSV-1 感染(主要为口唇或颜面疱疹)又再次感染 HSV-2 而出现生殖器疱疹的初次发作，为非原发的初发生殖器疱疹，其病情相对较轻。

(1) 潜伏期 3～14 天。

(2) 外生殖器或肛门周围有群簇或散在的小水疱，2～4 天后破溃形成糜烂或溃疡，自觉疼痛。

(3) 腹股沟淋巴结常肿大，有压痛。

(4) 患者可出现发热、头痛、乏力等全身症状。

(5) 病程 2～3 周。

2) 复发性生殖器疱疹

原发皮损消退后皮疹反复发作，复发性生殖器疱疹较原发性全身症状及皮损较轻，病程较短。

(1) 起疹前局部有烧灼感、针刺感或感觉异常。

(2) 外生殖器或肛门周围群簇小水疱，很快破溃形成糜烂或浅溃疡，自觉症状较轻。

(3) 病程 7～10 天。

2. 预防

生殖器疱疹的预防有其自身的特点，要强调咨询和健康教育。

1) 咨询

(1) 解释本病的自然病程，强调其复发性和无症状排毒的可能性，无症状期间也可发生 HSV 性传播。

(2) 告诉病人本病复发的常见诱因，避免心理紧张、抑郁或焦虑等不良情绪，通过避免复发诱因可减少复发。

(3) 告知育龄期病人(包括男性病人)有关胎儿和新生儿 HSV 感染的危险性。

(4) 告诉初发病人，抗病毒治疗可缩短病程，抗病毒抑制疗法可减少或预防复发。

(5) 取得病人对治疗的积极配合，以减少疾病的继续传播。

2) 健康教育

(1) 强调病人将病情告知其性伴，取得性伴的谅解和合作，避免在复发前驱症状或皮损出现时发生性接触，或更好地采用屏障式避孕措施，以减少 HSV 传染给性伴的危险性。

(2) 提倡安全套等屏障式避孕措施，安全套可减少生殖器疱疹传播的危险性，但皮损出现时性交，即使使用安全套也可能发生 HSV 性传播。

(3) 改变性行为方式，避免非婚性行为，杜绝多性伴，是预防生殖器疱疹的根本措施。

(四)尖锐湿疣

尖锐湿疣是由人乳头瘤病毒(HPV)感染所致的以肛门生殖器部位增生性损害为主要表现的性传播疾病，大多发生于 18～50 岁的中青年人，大约经过半个月至 8 个月，平均为 3 个月的潜伏期后发病。此病较为常见，主要通过性接触传播。

1. 临床表现

潜伏期为 1～8 个月，平均 3 个月，主要发生在性活跃的人群。

1) 典型的尖锐湿疣

生殖器和肛周为好发部位，男性多见于包皮、系带、冠状沟、龟头、尿道口、阴茎体、肛周、直肠内和阴囊，女性多见于大小阴唇、后联合、前庭、阴蒂、宫颈和肛周。偶可见于阴部及肛周以外的部位，如腋窝、脐窝、口腔、乳房和趾间等。女性阴道炎和男性包皮过长是尖锐湿疣发生的促进因素。

损害初起为细小淡红色丘疹，以后逐渐增大增多，单个或群集分布，湿润柔软，表面凹凸不平，呈乳头样、鸡冠状或菜花样突起，红色或污灰色。根部常有蒂，且易发生糜烂渗液，触之易出血。皮损裂缝间常有脓性分泌物聚积，致有恶臭，且可因搔抓而引起继发感染。本病常无自觉症状，部分病人可出现异物感、痛、痒感或性交痛。直肠内尖锐湿疣可发生疼痛、便血、里急后重感。

2) HPV 亚临床感染

指 HPV 感染后在临床上肉眼不能辨认，但以醋酸白试验(用 5%醋酸溶液涂抹或湿敷后发现局部发白)、组织病理或核酸检测技术能够发现 HPV 感染的证据。

3) 与肿瘤的关系

大量流行病学资料表示，HPV 感染(主要是高危型 HPV，如 HPV-16、18 型)与生殖器癌的发生有密切的关系，如宫颈癌、阴茎癌等。

治疗后一般预后良好。但不论何种方法治疗，均可能复发。

2. 预防措施

医学临床实验已发现 HPV 病毒可能与皮肤、肛门、生殖器等恶性肿瘤以及细菌感染、疮面出血糜烂等常见并发症相关。控制性病是预防癌变的最好方法。发现治疗患者及其性伴染上尖锐湿疣后，首先应加强卫生宣传教育，控制性行为，保护易感染人群，同时应注意做到以下几个方面。

1) 坚决杜绝性乱

尖锐湿疣患者中 60%是通过性接触染病的。家庭中一方从社会上染病，又通过性生活传染配偶，还有可能通过密切的生活接触传染给家中其他人，既带来了生理上的痛苦，又造成家庭不和谐，背负精神压力。因此提高性道德，不发生婚外性行为是预防尖锐湿疣发生的重要方法。

2) 防止接触传染

不使用别人的内衣、泳装及浴盆；在公共浴池不洗盆浴，提倡淋浴，沐浴后不直接坐在浴池的座椅上；在公共厕所尽量使用蹲式马桶；上厕所前后用肥皂洗手；不在密度大、消毒不严格的游泳池游泳。

3) 讲究个人卫生

每日清洗外阴、换洗内裤，个人的内裤单独清洗。即使家庭成员间，也应该做到一人一盆，毛巾分用。

4) 配偶患病后要禁止性生活

如果配偶仅进行了物理治疗，虽然外阴部可见的尖锐湿疣消失了，但患者仍带有人乳头瘤病毒，还应该接受口服药及外洗药的综合治疗，疗后复查。在此期间如果发生性行为，可使用避孕套进行防护。

(五)生殖道沙眼衣原体感染

生殖道沙眼衣原体感染是最近几年命名的，指由沙眼衣原体引起的以泌尿生殖道部位炎症为主要表现的性传播疾病。原先的性病"非淋菌性尿道炎"为多种病原体引起的性病，包括沙眼衣原体、支原体等。现在将沙眼衣原体感染单独命名，原先的"非淋菌性尿道炎"则指非衣原体、非淋球菌引起的泌尿生殖道炎症性疾病。沙眼衣原体引起的疾病范围广泛，可累及眼、生殖道和其他脏器，也可导致母婴传播。因而，沙眼衣原体感染的防治具有十分重要的公共卫生意义。

沙眼衣原体感染在发达国家和发展中国家均极为常见。在很多国家，淋病的发病数逐渐下降，而沙眼衣原体感染的发病数逐年上升。据世界卫生组织估计，全球每年新发的沙眼衣原体感染约9200万例。在我国，生殖道沙眼衣原体也是常见的性病之一。在成人，生殖道衣原体感染的传播途径通常是经过性传播。通过手眼接触，可将生殖道分泌物接种至眼部，导致包涵体结膜炎。孕妇感染，还可以发生围产期传播，感染新生儿。

1. 临床表现

生殖道沙眼衣原体感染的临床表现特征是慢性经过。很多感染者无明显临床表现，但有可能引起严重的后遗症，也是主要的传染源。

1) 男性感染

男性主要为尿道炎。潜伏期1～3周，临床表现为尿道黏液性或黏液脓性分泌物，并有尿痛、尿道不适等症状，合并症有附睾炎、前列腺炎等。附睾炎的临床表现是一侧的附睾疼痛、肿大，有触痛。炎症明显时，阴囊表面的皮肤充血、发红、水肿。有的患者并发睾丸炎，阴囊明显肿胀、潮红、剧痛、输精管变粗。前列腺炎可无明显症状，也可出现腰酸、下腹坠胀等。直肠炎主要发生在男性同性性行为者，尤其是被动肛交者中。临床表现轻者无症状，重者有直肠疼痛、出血、腹泻及黏液性分泌物。

2）女性感染

女性主要发生宫颈炎和尿道炎。70%～90%的妇女宫颈沙眼衣原体感染无症状，可持续数月至数年。有症状发生时，可出现阴道分泌物异常，非月经期或性交后出血。尿道炎的症状有排尿困难、尿频、尿急等。衣原体宫颈感染如不治疗，可向上发展为发生盆腔炎。表现有下腹痛、性交痛等，长期持续的感染可导致不育、宫外孕（异位妊娠）和慢性下腹痛。孕妇的生殖道沙眼衣原体感染可增加早产、低出生体重和胎膜早破的危险性。如未经有效治疗，可传染新生儿，引起新生儿眼炎及肺炎。

2. 预防措施

（1）不搞非婚性行为，推迟首次性交年龄，减少性伴的数目，慎重选择性伴，使用安全套等。

（2）如果有非婚性行为或其他不安全的性行为，或者有尿道症状、白带异常，应该及时去正规医院就诊，做相关的检查，及早诊断，及时治疗，避免发生合并症和后遗症。

本 章 小 结

（1）健康的性行为是指有利于健康的性活动，包括三个条件：双方情愿、无伤害、过后无悔恨等不良影响。性梦、性幻想及自慰均属于性成熟期青年的自慰性行为，这是性成熟的大学生正常的性心理。

（2）避孕方式包括药物避孕法、工具避孕法、体外射精法及安全期避孕法，每种方法的成功率和适应对象有较大区别，大学生应根据实际情况采取适用的方法。

（3）针对没有采取避孕措施或避孕失败所致的意外妊娠，可在妊娠早期人为地采取措施终止妊娠即人工流产。人工流产是避孕失败的补救措施，人工流产的次数越多，引发的女性生殖健康问题就越多，因此不能直接用此法作为节育方法。

（4）性病蔓延的速度加快，已经极大地威胁到人类的身心健康。性病不仅引起局部病变和损伤，也可引起全身的严重病变，导致伤、残甚至威胁生命。性病不仅危及人类的健康，也祸害社会，瓦解家庭，成为一个严重影响社会治安、败坏道德的社会问题。

（5）梅毒、淋病、生殖道沙眼衣原体感染、尖锐湿疣以及生殖器疱疹是最常见的性传播疾病类型，每种疾病的临床表现与预防方式有所不同。

思考与练习

一、名词解释

性生理现象　　　　性行为　　　　避孕　　　　人工流产　　　　性传播疾病

二、判断题(见本章末二维码)

三、不定项选择题(见本章末二维码)

四、简答题

1. 什么是健康的性行为？
2. 避孕方式都有哪几种？
3. 性传播疾病的主要类型都有哪些？

五、论述题

大学生应该怎样面对自身的性生理需求？

实训课堂(见本章末二维码)

第五章.pptx

第五章二维码内容.docx

第五章习题答案.docx

预防胜于治疗。

——狄更斯

第六章　艾滋病知识教育

本章学习目标

➢　了解艾滋病的起源与危害

➢　掌握艾滋病的特点与症状

➢　重点掌握艾滋病的传播途径与预防措施

核心概念

艾滋病(又名获得性免疫缺陷综合征)　AIDS (Acquired Immune Deficiency Syndrome)

艾滋病毒 HIV(human immunodeficiency virus)

引导案例

有一名年轻农村妇女，在丈夫被医院诊断为艾滋病后，应医生的要求去做 HIV 检测。但她对艾滋病一无所知，生孩子之前曾与丈夫一起共用注射器吸毒，检测结果是她和孩子都被证实感染上了艾滋病病毒。这位年轻的妇女，不仅自己感染了艾滋病病毒，还要照顾同样是感染者并且身患重病的丈夫和年幼的女儿，可以想象出她的压力和负担该有多大。

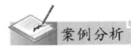

案例分析

艾滋病是一种危害性极大的传染病，由感染艾滋病病毒(HIV 病毒)引起。HIV 是一种能攻击人体免疫系统的病毒。它把人体免疫系统中最重要的 CD4T 淋巴细胞作为主要攻击目标，大量破坏该细胞，使人体丧失免疫功能。因此，人体易于感染各种疾病，并可发生恶性肿瘤，病死率较高。HIV 在人体内的潜伏期平均为 8～9 年，患艾滋病以前，可以没有任何症状地生活和工作多年。

第一节　艾滋病的起源及其危害

一、艾滋病的起源(见本章末二维码)

二、艾滋病的特点(见本章末二维码)

三、艾滋病的危害

艾滋病是一种可以通过各种渠道进行传播的疾病，它的危害极大，而且目前尚未有办法可以治愈艾滋病。患上了艾滋病，对个人、家庭及社会都会造成重大的负面影响。

(一)艾滋病对个人的危害

1. 蒙受病痛的折磨

艾滋病病毒一旦感染上个人，它将损害人体的免疫功能，使人体抵抗力逐渐下降，从而容易引起以机会性感染和恶性肿瘤为主要临床特征的传染性疾病，最后导致死亡，且目前还没有治愈艾滋病的药物和方法。艾滋病病毒感染者一旦发展成为艾滋病人，健康状况就会迅速恶化，在身体上要承受着病痛的折磨。

2. 面临社会的歧视

由于很多人对艾滋病的传播途径缺乏了解，在心理上造成了对艾滋病的恐惧，加之有的人是因为性乱、吸毒等违背法律和道德的行为而感染，所以艾滋病病毒感染者和患者往往受到社会的歧视，也很难得到亲友的关心和照顾。尽管有许多人在为之抗争，并有诸多的行动，但由于种种原因，在短期内人们还不可能从根本上消除对艾滋病病毒感染者或患者的偏见与歧视。

在艾滋病发现初期，社会上往往流传着恐怖的故事、错误的报道、惊慌失措的反应和带有歧视性偏见，阻碍人们以理性的态度对待这种疾病。直到今天，这一问题不仅没有从根本上得到解决，而且在有的地方表现得更为严重。有的艾滋病病毒感染者在就业、子女上学、医疗等方面都受到了歧视。

拓展阅读

有一家夫妇二人因吸毒感染上艾滋病病毒，孩子送在一家幼儿园上学，不知是谁走漏其夫妇感染艾滋病病毒的信息，其他孩子的父母和亲属得知后就联合起来给这个幼儿园施压，逼迫该幼儿园一定要把这个孩子赶出幼儿园，否则他们的孩子就不再送到这个幼儿园。幼儿园无奈，只好向这对夫妇说因幼儿园放假，请他们把孩子领走。这件事后来还打起了官司。

3. 产生心理压力

无论是谁，都希望自己能够健康、愉快、幸福地活着，谁也不愿意患病，特别是感染上艾滋病病毒。由于艾滋病目前还不能治愈，一个人一旦知道自己感染上了艾滋病病毒，无异于听到了死刑的宣判，在心理上难免产生巨大压力，有的可能发生过激行为甚至报复社会；有的可能因感到绝望而走向自杀。

相关案例

一位名叫小曼的 26 岁姑娘，在一次酒后与刚认识不久的外国某男士发生了一夜情，后被医院检查出感染了艾滋病病毒。周边的同事与朋友得知这个消息全都疏远她，不愿意与她继续往来，并且她也找不到合适的工作，失去了经济来源。于是在某一天的晚上从 20 楼跳下，结束了自己的生命。在这个悲剧中，夺走她生命的不是艾滋病而是身边人的歧视。

上述案例告诉我们，不要歧视艾滋病病毒感染者及患者，给予他们人道主义的关心和帮助有利于预防控制艾滋病。

(二)艾滋病对家庭的危害

人是社会中的人，任何一个人都不可能孤立地存在，总是存在这样或那样的联系。社会上对艾滋病病毒感染者的种种歧视态度，不可避免地会殃及其家庭，他们的家庭成员和他们一样，也将背上沉重的心理负担。由此极易产生家庭不和，甚至导致破裂。而艾滋病病毒感染者本人也会因此无处栖身，被迫推向社会，引起其他问题。

从艾滋病病毒感染者的年龄看多为青壮年，他们往往是家庭经济的主要来源。一般都是上有老下有小，需要他们支撑着这个家，当他们本身不能再工作，又需要支付高额的医药费用时，其家庭经济状况就会很快恶化。艾滋病病人的家庭结局一般都是留下孤儿无人抚养，或留下父母无人养老送终。

研究表明：一个有艾滋病病人的家庭，为了治疗需花费大量金钱，给家属带来沉重的经济负担。家庭成员为照顾病人，不得不减少工作和学习时间，家庭收入将受到进一步的损失。据专家估计，我国一个艾滋病人的医疗费用相当于我国家庭年收入的一半到 1.1 倍，这对一个家庭来说无疑是难以承受的。

(三)艾滋病对社会的危害

在现有的医疗技术水平下，艾滋病至少在短时期还无法治愈。艾滋病发作后，一般在短短几年甚至几个月内就会导致死亡。因而艾滋病增加了死亡率，降低了人类平均期望寿命，给人类健康造成了严重威胁。艾滋病一旦形成蔓延之势，其传播速度之快超乎想象，将危及国家安全、民族兴旺、社会稳定和经济发展。艾滋病对社会的危害性主要体现在以下几个方面。

1. 由于艾滋病病人的发病和死亡，造成年轻劳动力损失，影响了经济的发展

人是社会物质财富和精神财富的创造者，同时也是社会发展的推动力。据估计，全世界平均每天约有 1.12 万人感染艾滋病病毒，近 7700 人死于艾滋病。从因艾滋病而死亡的人员情况来看，艾滋病夺去的大多是 19 至 49 岁青壮年的生命，使国家丧失大批青壮年劳动力及科技人才，影响了经济的发展。在部分撒哈拉以南非洲国家 (如博茨瓦纳和斯威士兰)，估计有三分之一以上的成年人感染了艾滋病病毒。同样，位于该地区的南非，艾滋病病毒感染人数最多，超过 500 万人，如不加以遏制，个别国家将面临亡国灭种的灾难。统计表明，因艾滋病流行导致撒哈拉以南非洲国家的经济下降 2%～4%。

📖 拓展阅读

在云南边境的一些村子里，由于毒品泛滥和艾滋病猖獗，不少青壮年都因吸毒成瘾而丧失劳动能力，导致田地荒芜无人耕种。有的由于共用注射器吸毒感染上艾滋病病毒，发病后丧失了劳动能力，不仅不能通过生产劳动增加家庭收入，而且由于治疗费用加大了支出，既严重影响了自己的生活质量，也影响了当地的形象和经济发展。

艾滋病会对传播严重的国家造成灾难性的经济影响。据估计，当艾滋病病毒的感染率达到 8% 时(13 个非洲国家已达到此比例)，每年对经济增长的影响为 1%。艾滋病已使非洲许多国家的经济持续发展成为一句空话，国内生产总值减少幅度，坦桑尼亚达为 15%～20%，肯尼亚为 14.5%，纳米比亚为 8%。另外，防控艾滋病已经耗费了大量的社会财富，仅世界银行已经通过赠款、贷款和信贷共承诺了 17 亿美元用于遏制艾滋病项目。

任何一个国家每年都不得不耗费巨资来防控艾滋病，这对于一个本来就贫穷落后的国家来说更是雪上加霜。根据世界卫生组织统计，仅 1999 年，非洲国家花费在治疗艾滋病人身上的医药费至少在 25 亿美元以上，相当于非洲国家全年卫生预算的总和。就我国而言，各级政府每年都要拿出一笔经费用于防治艾滋病。随着艾滋病病毒感染人数和病人人数的不断增加，他们对医疗卫生服务的利用及卫生资源的消耗也相应增加。

2. 由于艾滋病的流行，人均期望寿命大幅度降低

众所周知，非洲是艾滋病流行的重灾区，世界上 70% 的艾滋病病毒感染者或患者集中在非洲大陆。1998 年，非洲有 20 万人死于战争和地区性冲突，而死于艾滋病的人却超过战争 10 倍，达 200 万之众，平均每天有 5500 人被 "世纪瘟疫" 夺去生命。在博茨瓦纳、纳米比亚、斯威士兰和津巴布韦等疫情比较严重的国家，15 至 49 岁的人群中，艾滋病病毒感染率高达 20%～30%。20 世纪 90 年代初，南非的艾滋病病毒感染者仅占总人口的 0.76%，目前已达到 22.8%，十多年时间感染人数猛增了 30 倍。

📖 拓展阅读

在非洲的博茨瓦纳，由于艾滋病的严重流行，人均期望寿命已从过去的 62 岁降到目前的 39 岁，使该国的人口素质受到了极其严重的影响。如果其他国家再不从中吸取教训，采取强有力的措施加以预防和控制，博茨瓦纳的悲剧仍将在其他国家重演。

3. 艾滋病的流行导致了大量的孤儿，并由此带来一系列的社会问题

目前全球约有 1400 万因艾滋病失去单亲或双亲的孤儿，其中大约 80% 生活在撒哈拉以南非洲国家。联合国人口基金组织报告，乌干达因艾滋病失去单亲或双亲的儿童达 110 万，居非洲国家首位。如果不采取有效措施，非洲大陆将因艾滋病而失去单亲或双亲的孤儿将会更多。全世界每天约有 2000 个婴儿在母亲怀孕、生产时或通过母乳喂养的过程中感染艾滋病病毒。如果不进行有效的医疗干预，艾滋病病毒阳性母亲生育的婴儿中至少会有三分之一感染上该病毒。

另一项研究表明，我国 19% 的艾滋病病毒感染者家庭有 5 岁以下儿童。这些儿童在他们未成年以前将失去父亲、母亲或双亲，成为孤儿，又会给社会带来沉重负担。受艾滋病影响的孤儿不仅失去亲人的关爱和照顾，而且其基本的居住、饮食、健康和教育的权利也受到严重影响。

📖 拓展阅读

在云南边境的农村，有的家庭因丈夫吸毒感染上艾滋病病毒，妻子便离家出走，丢下年迈的老人、生病的丈夫和可怜的孩子不管，家庭生活质量急剧下降，导致了很多的悲剧发生。还有不少家庭夫妻二人因吸毒和艾滋病问题先后死亡，留下的是年迈多病的老人和孤独可怜的孩子。

总之，艾滋病已经给人类带来了严重的灾难，如再不采取强有力的措施加以防控，势必造成更大的灾难。尽管目前尚无有效治愈的方法，但完全可以预防。预防经性途径传染艾滋病首先要洁身自爱，遵守性道德，正确使用安全套；预防经血液途径传染艾滋病首先要不吸毒，特别是不能共用注射器或使用未经消毒的注射器静脉注射毒品，避免使用不安全的血液和血液制品。艾滋病威胁着每一个人和每一个家庭，预防控制艾滋病是全社会的责任。

第二节　艾滋病的传播途径

艾滋病是一种传染性很强的流行性疾病，艾滋病病人和艾滋病病毒感染者都具有传染性。艾滋病病毒感染者虽然外表和正常人一样，但他们的血液、精液、阴道分泌物、皮肤黏膜破损或炎症溃疡的渗出液里都含有大量病毒，且具有很强的传染性，唾液、泪水、汗液和尿液中也有病毒，但病毒含量很少不足以传染。已经证实的艾滋病传播途径主要有三条：性传播、血液传播和母婴传播，一般的接触并不会传染。所以艾滋病患者在生活当中不应受到歧视，如共同进餐、握手等都不会传染艾滋病。在全世界范围内，HIV 多数是通过异性性接触而传播的。在成人中，HIV 传播的比率为：异性传播 71%、同性恋传播 15%、静脉吸毒者 7%、血液传播 5%、其他原因不明者 2%。

一、艾滋病传播具备的三个条件

(1) HIV 感染者存在(必须存在 HIV 的传染源，才有可能发生感染和传播。有些人担心和怀疑只要有过某些行为，如性行为，就会得艾滋病，即使没有 HIV 的存在也一样，这种观点是错误的)。

(2) 足够量的病毒从感染者体内排出(HIV 的数量只有达到一定的水平才会导致感染的发生。例如感染者的血液、精液、乳汁中带有比较多的病毒，只要少量就足以感染别人，接触这些体液感染的危险性比较高。而唾液、泪液和尿液中病毒含量很少或者没有病毒，因此日常生活接触不会传播艾滋病病毒)。

(3) HIV 必须进入受感染者的血液中 (光是接触到有病毒的体液并不足以感染上 HIV，健康、无破损的皮肤可阻止 HIV 进入机体，能有效地防止 HIV 感染。HIV 可以通过伤口或溃疡面进入机体，或者透过肛门、直肠、生殖道、口腔、眼睛等处的黏膜进入人体)。性接触传播是艾滋病传播的主要传播途径，其接触的方式一般有 3 种：肛交、阴道交、口交。男同性恋一般采用肛交的方式，异性恋多采用阴道交的方式，也有一些人尝试肛交。口交在这两个群体中均有。

二、性传播

(一)同性恋

一项调查显示，同性恋中有 30% 的人采用肛交，这种性交方式传播艾滋病病毒的危险性是最大的。因为感染艾滋病病毒男子的精液中含有大量的艾滋病病毒，并且他们在进行性交时，由于肛门直肠黏膜比较脆弱，经常摩擦能造成肛门黏膜表面损伤，形成创口，带有艾滋病病毒的精液就通过创口进入了血液循环系统，使人体感染了艾滋病病毒。而且，男同性恋一般有多个性伴侣，有 50％ 的男同性恋一生中可能有 10 个以上的性伴侣，所以艾滋病最早是在同性恋群体中暴发的。

同时，还有些人采用口交的方式，这种方式也较容易传播艾滋病。一方面是因为一方可能有口腔疾病；另一方面是因一方的外生殖器在口交时难免被对方的牙齿咬伤。只要有伤口，即使是肉眼看不到的伤口，也会导致艾滋病病毒的侵入。

相关案例

德国一位年轻的同性恋者，从 16 岁起就有了同性恋的生活，曾多次到美国东海岸旅行，他的性行为的突出表现是大量的主动和被动的肛门性交。

1982 年秋天，这个 36 岁的同性恋者第一次出现了艾滋病的征象，他的右面颊上长了许多小泡，还患了霉菌性口腔炎(白色念珠菌引起)。同时，他的体重减轻，全身无力，没有食欲。几个月后，病情急剧恶化。他的体温达到 39 摄氏度，又出现腹泻。

1983 年 1 月，他不得不住进医院。他的情况越来越坏，医生经 X 线检查，确认其为双侧肺炎，痰化验发现绿脓杆菌(这种菌广泛存在于水、土壤、人的肠道和健康人的皮肤上，只有机体免疫功能受到损害时才侵害人体)，然而抗菌药物还是挽救了他。1983 年 3 月，他离开了医院。

一个月后，他又再次入院，这时他的面颊上、两条上臂、大腿内侧和跟腱上出现了卡波济肉瘤。此外，肛门处出现溃疡 (经诊断为 II 型疱疹病毒引起的一种性传播疾病——生殖器疱疹)。由于全身抵抗力衰弱又导致了疱疹病毒性视网膜炎，几乎失明。

同年 8 月，卡波济肉瘤蔓延至全身，这时他又患了严重的抑郁症，但经精神科医生治疗，抑郁症痊愈。此时，医生准备把他送回家去。11 月，就在要离院之前，他又突然发高烧，患了严重的肺炎，14 天后便死亡。后来，尸体解剖发现，他感染了巨细胞病毒(健康人是可以抵抗这种病毒感染的)，病毒不仅侵犯了他整个胃肠道，还侵入肾、肝、肺甚至大脑中。

(二)异性恋

目前异性性接触已经成为全球传播艾滋病的主要途径，异性性接触在性接触感染艾滋病病毒的比例为 80％ 左右。在亚洲、非洲、拉丁美洲国家，绝大多数的艾滋病病人和感染者都是通过异性性接触而感染的。某些地区，娼妓在艾滋病的传播中起着重要的作用。在非洲，娼妓的感染率高达 88％；目前印度的艾滋病病人和艾滋病感染者中的大多数都是被娼妓所传染的。由于她们流动性较强，并且不坚持使用保护措施，很容易将感染的艾滋病病毒传染给其他人。

异性间多采用阴道性交，只有少数人采用肛交，也有一些人采用口交的形式。阴道性交与肛交相比较而言，危险性比较小，但是女性的阴道黏膜也是很脆弱的，经过多次摩擦也会导致有细微的擦伤和小伤口，艾滋病病毒就会侵入女性的体内。在异性性交时，女性更容易患艾滋病。根据美国和英国的学者研究，发现如果一位妇女经常性地同一位男性艾滋病病毒感染者发生性关系，用不了多久她的血清反应就会变成阳性。但是在同一条件下，男性能抵抗 2 年。

性传播是艾滋病传染的途径之一，由于人的生物本性，很难不进行性接触，但是可以减少性交次数和采取安全措施，以减少艾滋病病毒传染的概率。

相关案例

事情发生之前，郭女士有一个非常和睦、温馨的家。她在一家外资企业工作，收入不菲。丈夫老实，对她很好，两人有一个三岁的儿子，一切都很令人羡慕。一切皆因网聊。2004 年 10 月，郭女士开始上网聊天，因为自己具有外语优势，她经常在一家网站的英文聊天室聊天，结识了在美国纽约留学的刘先生。通过一个多月的聊天，刘先生给郭女士的感觉是"有志向，很有毅力，性格内向，不善言谈，但非常淳朴、老实"。2005 年国庆前夕，刘先生来到深圳，入住香格里拉酒店。他给郭打电话，约她出来聊聊。当晚 9 时左右，郭赶到刘入住的酒店，二人在大堂里见面，并吃了一些东西。过了一会儿，刘约郭去房间看看。到了房间后，刘就开始拥抱和亲吻郭，二人随后发生了性关系，不过均没有采取安全措施。之后很久，二人没再联络。去年初，郭开始生病，身体非常不舒服，到处痛，嗜睡，极度疲乏，甚至早晨都爬不起床。她到医院做了 B 超，照了 X 光，一切都很正常，所有的检查都没找出病因。

最终，她从刘的邮件中找到了病因，但一切为时已晚，她已经成了一名艾滋病病人。

三、艾滋病的血液传播

艾滋病病毒通过血液传播的方式主要有使用被病毒污染的针头、注射器，接受带有病毒的血液或血制品，还有医疗方面的传染。

(一)静脉注射毒品

共用注射器进行静脉吸毒是传播艾滋病的主要途径。由于很多吸毒者都喜欢集中吸毒，并且共用针头，如与艾滋病病毒感染者共用一个注射器，其艾滋病病毒就留在了针头上，其他人使用了带有病毒的注射器，那么其病毒就进入了人体中，从而导致艾滋病在吸毒者中快速传播。

(二)输入带病毒的血液或血制品

接受被艾滋病病毒污染的血液或血制品是另一个传播艾滋病的重要途径。因为在艾滋病的空窗期，血液是无法检测到艾滋病病毒抗体的，供血者可能也不知道自己感染了艾滋病病毒。血友病病人患有艾滋病的概率较高。因为血友病病人一般需要经常接受凝血因子的治疗，凝血因子是由成千上万的供血者血浆浓缩而成的，有一名供血者带有 HIV 病毒，整个凝血因子就会被艾滋病病毒污染，输入患者体内，艾滋病病毒就开始感染人体。

除了发生重大事故造成病人大量出血，或外科重大手术不输血会造成死亡的情况下，在一般情况下不要输血。输血和用过血液制品的人就有被感染艾滋病病毒的可能性，但不是每个输血者都会感染艾滋病病毒。如果输过血，到医院定期检查艾滋病病毒抗体是必要的，以便早发现早预防。

相关案例

一位法国地质学家因一次车祸后输血感染了艾滋病

1982 年，31 岁的地质学家因患有原因不明的腹泻、呕吐，并且体重明显减轻，被收住巴黎医院。这位已婚的地质学家从不与同性恋者接触。3 年前他曾较长时间住在海地，在那里，1978 年他曾遭到一次严重的交通事故，在医院里，他不得不被截去一只胳膊，在手术中，医生给他输了许多储存血。伤好出院后，他和妻子、女儿一同回到法国。

就在 3 年后，他出现了一些病症：腹泻、疲倦，脐周无规律的疼痛。1982 年 3 月，各种症状恶化，呕吐加水状腹泻，在很短的时间内，病人的体重减少了 10 公斤。

住院后，经各种检查，结果诊断为艾滋病。然而上述症状未被控制住，腹泻、呕吐、发烧和腹痛仍在加剧。人工喂养使这个地质学家活到 1982 年 10 月。但终因陷入严重昏迷，他于 10 月 24 日死亡。

(三)医疗方面的传播

医疗方面引起的艾滋病病毒传播在血液传播中比较少，但是也不能不重视。

(1) 医疗器具不洁，造成艾滋病病毒感染。不洁的医疗器具是传播艾滋病的途径。有资料显示，有人使用不洁的工具挖鸡眼、去痣，使病人因为感染艾滋病病毒而死亡。由于使用未经消毒的医疗器具会导致艾滋病病毒感染，大家在就医时，一定要选择消毒严格的医院，尽量不要图一时方便在不合格的医疗机构就诊。不仅病人，还有医务人员也会受到不洁医疗器具的毒害。他们大多是不小心刺伤皮肤及外伤引起，个别是因为护理艾滋病患者而感染艾滋病。因而使用被血液污染而没有严格消毒的医疗器具是很危险的。

(2) 接受器官和骨髓移植而引起艾滋病。美国和英国都有接受心、肝、肾等移植的病人发生了艾滋病的报道。所以在接受器官和骨髓移植前，一定要对捐献者进行艾滋病病毒抗体检查。

四、艾滋病的母婴传播

母婴传播是指患有艾滋病或携带有艾滋病病毒的孕妇通过胎盘将艾滋病病毒直接传染给胎儿，或者在产程中(出生时通过产道)和产后(通过哺乳)将艾滋病病毒传染给新生儿。这种传播途径叫母婴传播。如果不经过任何治疗，感染艾滋病病毒的孩子往往会在 5 岁以前死亡。据报道，母婴感染几率在 7%～10%，艾滋病婴儿的父母一方约 73%是患有艾滋病或是艾滋病病毒感染的高危人群；所有被艾滋病病毒感染的婴儿，其母亲都是血清试验阳性的艾滋病病毒携带者；而在父亲带有艾滋病病毒，母亲不带艾滋病病毒的家庭中，到目前为止，尚未发现过有艾滋病婴儿。这充分说明，婴儿感染艾滋病病毒是源于母亲而不是父亲。在多数情况下，往往是父亲先感染艾滋病病毒，然后传给母亲，最终传给了婴儿。

母婴传播艾滋病的悲剧，触目惊心。目前，全世界每一分钟就有一名无辜婴儿感染艾滋病病毒，一天有 1400 名婴儿受到感染，每年出现的 600 万艾滋病病毒感染者中，60 万名是新生儿；每年有 50 万名以上的儿童死于艾滋病。母婴传播，让全世界千百万儿童时刻生活在死亡的阴影中，实施了 25 年的全球儿童生存计划成果，也几乎全部付之东流。

不同国家的母婴感染率不尽相同，发展中国家比发达国家高，欧洲为 15%，亚洲和美洲为 15%～50%，而非洲为 50%。据联合国艾滋病规划署和世界卫生组织统计资料显示，从艾滋病开始流行至今，母亲是艾滋病病毒感染者，出生时就是艾滋病病毒抗体阳性的 15 岁以下儿童超过 200 万名。随着艾滋病传播速度的加快，妊娠妇女艾滋病病毒感染者的比例正在逐渐升高，艾滋病病毒也将不可避免地通过母婴途径传播给更多的无辜儿童。

相关案例

园园出生在一个艾滋病家庭，爸爸妈妈都患有艾滋病，不幸的是，今年 1 月份，园园也被确诊患有艾滋病。

4 岁的园园一头短发，身穿亮黄色的 T 恤、黑色牛仔裤。乍一看，活脱脱一个小男孩。原本这个年纪的孩子正是爱说话的时候，可任凭大家怎么逗，园园都一言不发，显出这个年龄段孩子少有的深沉。园园的爸爸阿汤(化名)说，孩子原本就性格腼腆，自从确诊了这个病，没有小朋友愿意和她玩了，她就变得更沉默了。

原本，和其他孩子一样，园园也该拥有一个无忧无虑的童年。然而，这一切在去年下半年被爸爸的一场病彻底改变。

从去年夏天开始，阿汤的身体突然变得很差，胃口不好，反复拉肚子，咳嗽厉害到卧床不起，体重从 168 斤直降至 110 多斤。他到当地医院住院，被怀疑是肺结核，被转入杭州市红会医院。经过一系列检查，医生告诉他："你得了艾滋病。"

拿着一纸诊断书，这种传说中的"绝症"居然跟自己扯上了关系。"我拼命回忆，哪里出了错？"和妻子结婚前，阿汤交往过好几个女朋友，并且都有性关系。他猜想，很有可能是那个时候便染上了。

市红会医院的医生建议他带老婆和孩子都去市六医院做 HIV 检查。今年 1 月，检查结果出来了，又是致命的打击，她们都已感染上了艾滋病。

医生推测，一定是阿汤把艾滋病传给了妻子，一无所知的妻子又通过母婴传播把艾滋病病毒传给了无辜的园园。

和大人一样，园园也要每天定时服用抗病毒的药物，一天两次。有时候，孩子喝了药会吐掉，为了不影响疗效，得马上给他补服一份。抗病毒的药有副作用，会影响孩子的生长发育。根据以往的统计资料，出生便患上艾滋的小患儿，他们的平均寿命为 15 岁。浙江从 2003 开始用"鸡尾酒疗法"，改用这个治疗方法，寿命能到多少，还不清楚。这也意味着，园园的生命很可能在最灿烂的年纪便戛然而止。

五、艾滋病感染的其他途径(见本章末二维码)

第三节　艾滋病的预防与治疗

一、艾滋病的症状

艾滋病病毒进入人体后的繁殖需要一定的时间，从感染艾滋病病毒到发病有一个完整的自然过程，感染艾滋病病毒的头三个月叫"窗口期"。在"窗口期"，艾滋病病毒感染者的血液检测查不到艾滋病病毒抗体，结果呈阴性。"窗口期"的长短个体有差异，一般 6 周到 6 个月，平均为 3 个月。

(一)艾滋病病毒向艾滋病的转变

艾滋病病毒代表人类免疫缺陷病毒。一个人感染了 HIV 以后，此病毒就开始攻击人体免疫系统。人体免疫系统的一个功能是击退疾病。经过几年，HIV 削弱了免疫系统，这个时候，人体就会感染上机会性感染病，如肺炎、脑膜炎、肺结核等。一旦有机会性感染发生，这个人就被认为是患了艾滋病。

艾滋病代表获得性免疫缺陷综合征。艾滋病本身不是一种病，而是一种无法抵抗其他疾病的状态或综合症状。人不会死于艾滋病，而是会死于与艾滋病引起相关的疾病。

所以，在开始阶段，感染者的免疫功能还没有受到严重破坏，因而没有明显的症状，我们把这样的人称为艾滋病病毒感染者。从艾滋病病毒感染者发展到艾滋病患者可由数月至数年，一般为 8～10 年，最长可达 19 年。当感染者的免疫功能被破坏到一定程度后，其他病菌就会乘虚而入，这时感染者就成为艾滋病患者了。

(二)艾滋病的临床表现

艾滋病的临床症状多种多样，一般初期的开始症状为伤风、流感、全身疲劳无力、食欲减退、发热、体重减少，随着病情的加重，症状日渐增多，如皮肤、黏膜出现白色念球菌感染，以及单纯疱疹、带状疱疹、紫斑、血肿、血疱、滞血斑，皮肤容易损伤，伤后出血不止等；以后逐渐侵犯内脏器官，不断出现原因不明的持续性发热，可长达三至四个月。还可出现咳嗽、气短、持续性腹泻便血、肝脾肿大、并发恶性肿瘤、呼吸困难等。由于症状复杂多变，每个患者并非上述所有症状全部出现。一般，常见一两种以上的症状。按受损器官来说，侵犯肺部时，常出现呼吸困难、胸痛、咳嗽等；如侵犯肠胃，可引起持续性腹泻、腹痛、消瘦无力等；如侵犯血管，常引起血管性血栓性心内膜炎，血小板减少性脑出血等。

1. 一般性症状

持续发烧、虚弱、盗汗，全身浅表淋巴结肿大，体重下降，在三个月之内可达 10%以上，最多可降低 40%，病人消瘦特别明显。

2. 呼吸道症状

长期咳嗽、胸痛、呼吸困难，严重时痰中带血。

3. 消化道症状

食欲下降、厌食、恶心、呕吐、腹泻，严重时可便血。通常用于治疗消化道感染的药物对这种腹泻无效。

4. 神经系统症状

头晕、头痛、反应迟钝、智力减退、精神异常、抽风、偏瘫、痴呆等。

5. 皮肤和黏膜损害

弥漫性丘疹、带状疱疹、口腔和咽部黏膜炎症及溃烂。

6. 肿瘤

可出现多种恶性肿瘤，位于体表的卡波希氏肉瘤可见红色或紫红色的斑疹、丘疹和浸润性肿块。

(三)临床症状的特点

(1) 发病以青壮年较多，发病年龄80%在18～45岁，即性生活较活跃的年龄段。

(2) 在感染艾滋病后，往往患有一些罕见的疾病，如肺孢子虫肺炎、弓形体病、非典型性分枝杆菌与其他病菌感染等。

(3) 持续广泛性全身淋巴结肿大。特别是颈部、腋窝和腹股沟淋巴结肿大更明显。淋巴结直径在1厘米以上，质地坚实，可活动，无疼痛。

(4) 并发恶性肿瘤。卡波西氏肉瘤、淋巴瘤等恶性肿瘤等。

(5) 中枢神经系统症状。约30%艾滋病例出现此症状，出现头痛、意识障碍、痴呆、抽搐等，常导致严重后果。

(四)艾滋病的四期病程(见本章末二维码)

二、艾滋病的预防

艾滋病虽然是一种极其危险的传染病，但艾滋病病毒主要与人类的社会行为有关，传播途径非常明确，通过血液传播、性传播和母婴传播，不通过空气、食物、水等一般性日常生活接触传播，不会通过蚊虫叮咬传播，艾滋病病毒在体外环境下很脆弱，很容易被杀死，因此，人类完全可以通过规范人们的社会行为，对一些容易引起艾滋病病毒感染的高危行为加以引导和教育，从性接触、血液传播和母婴传播三方面进行预防和阻断，达到对艾滋病的有效预防和控制。

(一)艾滋病性接触传播预防

通过性途径容易感染艾滋病病毒的行为及人群通常具有如下几个表现之一：首先是无保护的性交，其次有多个性伴侣，第三是同性恋或双性恋的男性，最后是艾滋病病毒携带者及其配偶。

性接触是艾滋病病毒重要的传播途径之一，艾滋病病毒会破坏人体免疫系统，一旦进入人体，就会迅速复制，终生传染，威胁人的生命。要预防艾滋病传染，就要规范个人行为，做到以下几点。

(1) 洁身自爱、遵守性道德，避免婚前、婚外性行为。

(2) 同性恋者必须停止多性伴的性乱活动，要对自己的性伴进行了解，看其是否已经被艾滋病病毒感染。

(3) 严格约束自我的性行为，克制性冲动，不卖淫、嫖娼。

(4) 正确认识和使用安全套，避免直接与艾滋病患者的血液、精液、阴道分泌物、尿液和乳汁接触。

(5) 使用安全套对艾滋病病毒感染有一定的预防作用，当有性接触时，要正确使用质量合格的安全套。

(二)艾滋病血液感染预防

通过血液途径感染艾滋病病毒的高危行为与预防措施有以下几个方面。

(1) 共用注射器静脉注射的吸毒者及其个人预防措施。

① 了解毒品的危害，提高对毒品的戒备思想，克服对毒品的好奇心理，千万不要吸毒，坚决拒绝毒品。

② 已有毒瘾的人必须立即戒毒。

③ 杜绝静脉吸毒行为。

④ 切忌与他人共用注射器具吸毒。

⑤ 使用一次性消毒的注射器或自己专用的注射器具，如果在万不得已的情况下共用，每次注射前必须彻底消毒。

(2) 输入了被艾滋病病毒污染的血液及血液制品，移植或接受了 HIV 感染者或高危人群的器官，此途径感染艾滋病的预防措施包括以下几点。

① 提高自我保护意识，避免使用不安全的血液和血液制品，在接受输血或手术时需要了解是否安全，当患者本人不能这样做时，家属一定要重视了解情况。

② 要求医院提供经艾滋病病毒检测合格的血液、血制品和器官。

③ 主动监督血站的消毒和无菌操作措施。

(3) 一些重复使用医疗器械也可能感染艾滋病病毒。如使用未经消毒的牙科器械和其他手术器械；被血液污染而又未经严格消毒的注射器、针灸针和注射针头；计划免疫注射未按照要求做到一人一针一管。以上情况的预防措施包括以下几个方面。

① 使用无菌针具，不与他人共用针头、针管、纱布、药棉等用具。

② 避免使用未消毒的器械拔牙和其他侵入人体的操作，对于消毒不严格的治疗和检查(如内窥镜)要拒绝接受。

③ 不注射可用可不用的血液制品。

④ 不轻易接受输血或血液制品。

⑤ 自己的孩子在接受计划免疫注射时，必须做到一人一针一管。

(4) 皮肤有创伤时，相互身体直接接触也会导致艾滋病病毒的传播，如体育运动外伤和打架斗殴引起的流血；救护流血的伤员时，救护者破损的皮肤接触伤员的血液。针对该种情况的预防措施包括以下几点。

① 在体育运动中，尽量保护好自己，防止受伤。

② 打架斗殴难免导致双方流血，有可能造成艾滋病病毒感染，因此不要打架斗殴。

③ 如果擦伤和撕裂伤等引起出血时，要有自我防护意识，避免皮肤直接沾染出血，处理伤口时应该戴上医用手套或一次性手套，如果条件不允许，可以用厚纱布或厚纸巾进行隔离，也可以用衣服、塑料单来隔开伤员。

④ 医生、护士、化验员在为艾滋病病毒感染者或艾滋病人服务时，要有自我保护意识，严防手术刀、注射用针头损伤自己的皮肤；救护流血伤员时，注意不要让血液直接沾染自己的皮肤，特别是自己身上发生皮肤破伤时，更要引起重视。

(5) 针对理发、刮脸美容、扎耳朵眼、文身和修脚等所使用的刀具、针具不消毒等可能传染艾滋病的情况的预防措施包括以下几点。

① 不到消毒不严格的理发馆、美容院去理发或美容。

② 电动剃须刀、刮脸刀不要互相借用。

③ 不要文身，文身针刺破皮肤有可能造成艾滋病病毒感染。

④ 牙刷必须每人自用。

⑤ 浴池的修脚刀必须要求彻底消毒。

(三)母婴途径传播艾滋病病毒预防

如果母亲是艾滋病感染者，那么她很有可能会在怀孕时通过胎盘、分娩时通过产道、哺乳时通过乳汁，使她的孩子受到感染。其预防措施包括以下几点。

(1) 如果想要有一个幸福的家庭和有一个健康可爱的孩子，婚检、孕检和产前检查是预防疾病、优生优育的三道防线。婚前体检应化验艾滋病病毒抗体，婚检结果要告知男女双方，避免"知情不报"情况发生。婚后双方都必须严格遵守性道德，互相绝对忠诚。要能够更好地做到这一点，男女双方在婚前就应保持童贞。

(2) 已经感染上艾滋病病毒的妇女要避免怀孕。

(3) 感染艾滋病病毒的妇女如果怀孕，应考虑人工流产。

(4) 如考虑保留胎儿，可以到当地疾病预防控制中心进行详细咨询，采取母婴阻断治疗措施，服用有关抗艾滋病的药品，婴儿感染艾滋病病毒的可能性就会降低很多。大量的实践证明，孕妇使用抗逆转录酶病毒药物，如叠氮胸苷(AZT)，能有效降低母婴艾滋病病毒传播。

(5) 采用剖腹产，剖腹产能降低婴儿出生后感染艾滋病病毒的危险。

(6) 采用人工喂养，避免母乳喂养，有艾滋病病毒的母亲绝对不可以用自己母乳喂养孩子，如果吸吮母乳，婴儿有可能被乳汁中的病毒感染。

(7) 婴儿出生后应作及时诊断，在第一时间对被感染了艾滋病病毒的婴儿进行治疗。

(四)其他预防控制艾滋病病毒传染的方法(见本章末二维码)

本 章 小 结

(1) 艾滋病是一种危害性极大的传染病，由感染艾滋病病毒(HIV 病毒)引起。HIV 是一种能攻击人体免疫系统的病毒。艾滋病在全球一直以惊人的速度蔓延。艾滋病和毒品一样，超越了国界和区域，已成为世界性问题。

(2) 艾滋病的危害极大，而且目前尚未有办法可以治愈艾滋病。患上了艾滋病，对个人、家庭及社会都会造成重大的负面影响。

(3) 艾滋病传播途径主要有三条：性传播、血液传播和母婴传播，一般的接触并不会传染。所以艾滋病患者在生活当中不应受到歧视，如共同进餐、握手等都不会传染艾滋病。

(4) 艾滋病虽然是一种极其危险的传染病，但艾滋病病毒主要与人类的社会行为有关，传播途径非常明确，对一些容易引起艾滋病病毒感染的高危行为加以引导和教育，从性接触、血液传播和母婴传播三方面进行预防及阻断，可达到对艾滋病的有效预防和控制。

思考与练习

一、名词解释

艾滋病　　　艾滋病病毒　　获得性免疫缺陷综合征　　　性接触传播　　　血液传播
母婴传播　　窗口期　　　　急性感染期　　　　无症状期　　　艾滋病前期　　　艾滋病期

二、判断题(见本章末二维码)

三、不定项选择题(见本章末二维码)

四、简答题

1. 艾滋病的危害都有哪些？
2. 简述艾滋病的传播途径。
3. 简述艾滋病的症状。

五、论述题

我们应该怎样对待艾滋病病毒携带者？

【实践课堂】

2006 年 6 月，16 岁的高中女生沈某忽然出现发烧和厌食等病症，开始时其家人以为是感冒，后发热次数不断增多，且每次总是难以退烧，沈某父母先后辗转于阜南、阜阳、深圳、南京等地检查治疗，均没有得到明确的诊断。而沈某的病情却越来越重，并发展为发热不退、拉肚子等症状。

2007年12月19日，安徽一位中医专家在为沈某检查治疗时偶然问及沈某是否接受过输血。这时，沈某的父母恍然想起在1995年女儿5岁时，因患乙脑曾入住阜阳市某医院，并接受过两次输血治疗。这位专家遂为沈某抽血，经送安徽省疾病预防控制中心检测，证实患者沈某的血样为HIV阳性，被确诊为艾滋病患者。

思考讨论题：

1. 常见的艾滋病病毒传染途径都有哪些？本案例中体现了哪个途径？

2. 针对该传染途径，我们可以采取哪些预防措施？

分析要点：

1. 掌握常见的艾滋病病毒传染途径。

2. 重点掌握各个艾滋病病毒传染途径的预防措施。

第六章.ppt

第六章二维码内容.docx

第六章习题答案.docx

随身课堂
大学生生理健康教育
微信扫天下　课程掌中观

五谷为养，五果为助，五畜为益，五菜为充。

——《黄帝内经》

第七章　食品营养与膳食平衡

本章学习目标

➢ 了解食物的基本营养成分。
➢ 理解食物营养与健康的关系。
➢ 掌握膳食平衡的基本常识。

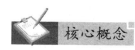
核心概念

营养(nutrition)　蛋白质(protein)　脂肪(fat)　糖类(carbohydrate)　维生素(vitamin)　矿物质(mineral substance)　膳食平衡(diet equilibrium)

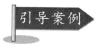
引导案例

警惕诱人的快餐

2002 年 7 月，纽约市一个体重 272 磅(约 246 斤)的大胖子状告美国四大快餐连锁店，因为这些快餐提供的食品让他吃成了一个行动不便的人，他要求巨额赔偿。无独有偶，美国作家艾瑞克·施罗瑟(Eric Schlosser)用了三年时间，深入调查了美国的快餐业，他走访了屠宰厂、包装厂、快餐连锁店以及电视广告商，还有许多工人和管理人员，最后写成了旨在揭露美国快餐业黑幕的畅销书《快餐国》(Fast Food Nation)，书中对汉堡包的卫生状况提出了质疑。施罗瑟通过调查发现，汉堡包并不像人们想象的那样卫生。汉堡包的主要原料之一，牛肉饼所用的碎牛肉有四分之一来自于不能再产奶的乳牛，这些牛很可能是病牛或者携带抗生素残余物。炸薯条也有严重的问题，因为油炸的薯条含有极高的脂肪和胆固醇，容易引发肥胖和心血管疾病。快餐业带来的健康问题日益受到关注，研究表明，快餐中富含脂肪、盐、糖和胆固醇的食品与肥胖、糖尿病、冠心病、高血压、高胆固醇和癌症有密切的关系，而快餐业以及食品工业每年都要花数十亿甚至上百亿美元做广告向人们推销快餐垃圾食品和含糖饮料，对人们进行有意误导，扮演了人类健康杀手的角色。

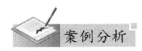

案例分析

麦当劳、肯德基等快餐食品，一直以来深受青少年的喜爱。炸鸡块、炸薯条、冰淇淋、可口可乐等也是大学生群体热衷消费的食品，这些食品美味诱人，但却是典型的高脂肪、高盐、高糖、高热量、低维生素的食品。一些食物成分在油炸的过程中，往往产生致癌物质，长期食用，对健康有害，应当引起足够的重视。

学习指导

本章的重点是了解各类食物的营养成分及组成特点，掌握各种营养素与健康的关系。营养良好，是指从食物中获取为保持机体正常活动和维持最佳健康状况所需的全部必需营养素，通俗地说，就是"适量食用恰当的食物"。膳食平衡是形成和保持健康体魄，满足体力及脑力劳动需要的巨大能量所必需的。

第一节 食品的种类与营养概述

由于营养和食品密切相关，所以营养和食品这两个词常常成对出现，这两个词互相依赖，但不能互相替代。

根据我国 1982 年通过的《食品卫生法(试行)》的规定，食品是指各种供人食用或者饮用的成品和原料，以及按照传统既是食品又是药品的物品，但是不包括以治疗为目的的物品。按照这个定义，食品既包括食物原料(如大米、面粉、大豆等)，也包括由原料加工后的成品(如饺子、面包、豆浆等)，还包括传统上既是食品又是药品的物品，如红枣可以算是食品，而人参、当归等则不能视为食品。

一般来说，食品的作用有两个方面：一是为人体提供必要的营养素，满足人体的营养需要，这是主要作用；二是满足人们的不同喜好和要求，如提供色、香、味、形态、质地等，比如四川人偏爱麻辣的口味，有些地区偏爱甜味等。

食物由多种天然成分(全部都是化学物质)组成，这些成分有各种各样的功效，其中具有营养功效的成分称为营养素。营养是指人体消化、吸收、利用食物或营养物质的过程，也是人类从外界获取食物满足自身生理需要的过程，包括摄取和消化食物、吸收和利用(即同化)食物中所含营养素的过程。

营养素可分为脂肪、蛋白质、糖类、矿物质、维生素和水。这些营养素为必需营养素，也就是说，没有它们，我们就不能生存。我们需要这些营养素来提供能量，构成和修补机体组织，调节机体生理过程，这就是食物在人体内的三种基本功能。

我们能够从食物中获得全部必需营养素。尽管如此，有时候，我们也可以不通过食物的摄入和消化而得到丰富的营养，例如：病人通过静脉注射进食就是直接将营养素注射到人体的静脉中。而正常提供营养素的则是食物，俗话说"民以食为天"，食物是维持生命所必不可少的。大学生处于身体发育的黄金阶段，大学期间的日常学习属于较重的脑力劳动，使得体内的能源物质消耗较大，因此必须了解各种食物的基本营养成分，懂得如何合理搭配不同的食物，为自己提供有益健康的日常膳食。

到目前为止，营养学家已经确认了大约 40 种物质为必需营养素，随着不断地鉴定出新的营养素，这个数字还会进一步增加。根据人体对不同的营养素需求量多少的差异，营养素可分为两大类：需要量较大的称为常量营养素(如糖类、脂肪、蛋白质和水)；需要量较小的称为微量营养素(矿物质和维生素)，除了水和矿物质以外，其他营养素都属于有机化合物。

下面分别介绍植物性食物和动物性食物。

一、植物性食物

植物性植物主要包括谷类、豆类及其制品、蔬菜、水果和菌藻类等，是人类获取营养素的主要来源。因植物品种、生长地区、环境与条件等不同，各类食物的营养价值各不相同，具体内容见本章末二维码。

二、动物性食物

动物性食物包括畜禽肉、禽蛋类、水产类和奶类，是人体优质蛋白、脂肪、脂溶性维生素、B 族维生素和矿物质的主要来源，具体内容见本章末二维码。

第二节　营养素与健康

一、水与健康

水是膳食的重要组成部分，是人体含量最多并且是最重要的组成成分。

1. 水的重要生理功能

水约占成年人体重的 65%，在调节体温、输送营养、排除废物等方面有重要作用。但是水在人体内的分布是不均匀的。细胞内液约占体重的 40%，细胞外液约占 20%(其中血浆占 5%，组织间液占 15%)。不同组织器官的含水量也不相同。

人体对水的需求比食品更为重要。一个人绝食1～2周，只要饮水尚可生存，但如果绝水，则仅可存活几天。此外，如果长期不进食，体内贮备的糖类、脂肪耗尽，蛋白质也失去一半时，机体尚可维持生命而无严重的危险，但机体若失水 10%，则情况严重，一旦机体失水达 20%～22%，将有生命危险。因此，水被看作是人体中最丰富，也是最重要的物质。

2. 大学生每日的水平衡

保持大学生水分的摄入与排出的平衡相当必要。每天水分的摄入量应该与经由肾脏、皮肤、肺、肠等途径排出水分的总量保持动态平衡，每日由尿液中排出的代谢废物和电解质总量为 40～50 克，肾脏为排除这些代谢废物至少需排尿 1500 毫升，这也是大学生一般情况下每日对水分的最低生理需求量。从安全考虑，每日每公斤体重供给 40 毫升为合适。例如某同学体重 55 公斤，则每日水的供给量以 2200 毫升为宜，通常的矿泉水每瓶 550 毫升，2200 毫升水则相当于 4 瓶。但实际上，三餐饮食中也含有一定量的水分(如牛奶、豆浆、粥、汤等)，三餐以外的饮水量可适当低于每公斤体重供给 40 毫升。

水代谢与盐类有密切关系，组织中钠盐对水分有蓄积作用，而钾盐和钙盐可以使体内水分排出。体液中各种无机盐离子的正常分布对维持其渗透压和水平衡都有十分重要的意义。

很多人口渴了才喝水，这是不科学的，应该在口渴之前就喝水。因为人感觉口渴时，人体内实际已经缺水了，这时大脑中枢发出补充水分的信号。要想维护身体的健康，应该养成提前饮水的好习惯。饮水时间应分配在一天中任何时刻，饮水方式应是少量多次，不鼓励一次大量饮水，尤其不要在进餐前大量饮水，否则会影响食物的消化吸收。

二、碳水化合物与健康

碳水化合物，也称糖类，由碳、氢、氧三种元素组成，是人体健康重要营养素之一。营养学上将糖分成四类：单糖、双糖、寡糖和多糖。

1. 糖类的功能

糖类的主要功能是为机体提供生理活动和体力活动所需要的能量。至今，糖类是人类从膳食中获取的最经济、最主要的能量来源。糖类还参与机体组成、维持神经系统功能、维持蛋白质正常代谢、维持正常脂肪代谢、增强肝脏解毒功能。

当血糖浓度下降时，大脑组织因缺乏能量而发生功能性障碍，出现头晕、心悸、出冷汗、饥饿感、反应迟钝、注意力不集中等症状；当膳食中糖的摄入不足时，体内脂肪组织中贮存的甘油三酯被分解成脂肪酸，然后氧化供能。但在脂肪酸代谢过程中，如果没有足够的糖类，会因为氧化不完全产生大量酮体，酮体是酸性物质，它在血液中浓度过高会引起酸中毒，造成高酮血症。

2. 活性低聚糖的功能(见本章末二维码)

近年来，大学生的膳食结构已经发生很大变化，其中粮食消耗普遍减少。由于一般情况下人类不易出现糖类缺乏的膳食，在短期内也不会出现缺乏症状，所以人们对糖类摄入量不够重视。糖类摄入过多或过少均不利于机体健康。过多摄入，多余的糖会转化为脂肪导致肥胖，且蔗糖摄入过多还可引起龋齿。糖类摄入不足，会造成能量摄入不足，人体会消瘦无力，机体不能发挥正常功能。一般来说，糖类占膳食总能量的55%～65%为宜。

三、蛋白质与健康

蛋白质是生命最重要的物质基础，是人类生命历程中无法被其他物质所取代的物质，正常人体组织含蛋白质为16%～19%，并始终处于不断分解又不断合成的动态平衡之中。

蛋白质分子中含有碳、氢、氧、氮，有的还含有硫和磷。由于糖类和脂肪中仅含碳、氢、氧，不含氮，所以蛋白质是人体氮的唯一来源。

1. 蛋白质的生理功能

蛋白质是机体所有细胞、体液的重要成分，是构成肌肉、内脏、骨骼和内分泌系统等所必需的物质，是机体生长发育、组织更新的物质基础。机体生命活动之所以能够有条不紊地进行，有赖于多种生理活性物质的调节。而蛋白质在体内是构成某些具有重要生理活性物质的成分，参与调节生理活动。

当食物中的碳水化合物和脂肪供给不足时，蛋白质可作为能量来源物质。1克蛋白质在体内氧化可提供16.7kJ(4.0kcal)的能量。

2. 蛋白质的组成和必需氨基酸(见本章末二维码)

四、脂类与健康(见本章末二维码)

五、矿物质与健康

人体是由多种元素组成的。除碳、氢、氧、氮构成蛋白质、脂类、糖类等有机物及水外，其余元素统称为矿物质，其中含量大于0.01%的称为常量元素，有钙、镁、钾、钠、磷、硫、氯7种；含量小于0.01%的称为微量元素，一般认为维持正常生命活动必不可少的微量元素有铁、锌、碘、硒、氟、铜、钼、锰、铬、镍、钒、锡、硅、钴14种，1995年FAO/WHO/IAEA专家会议(FAO/WHO/IAEA expert consultation)提出铁、锌、碘、硒、氟、铜、钼、锰、铬、钴 10 种为目前已知的人类必需微量元素。

各种矿物质在体内的分布很不均匀，如钙、磷绝大部分在骨、牙组织中，铁 85%集中在红细胞，碘 90%集中在甲状腺，锌集中在肌肉组织等。在人体每天的新陈代谢过程中，通过粪、尿、胆汁、头发、指甲、脱屑等途径都会排出一定量的无机盐，因此必须通过膳食来予以补充。

常量元素和微量元素主要来源于食物和水，在体内都有适宜的浓度范围，在此范围内有益于人体的正常生理活动和保持健康，缺乏或摄入量过多都会导致疾病的发生和发展。而在疾病状态下又影响无机盐的代谢，其消耗量的增加又需要加大摄入来保障机体的需要。我国不同地区不同人群的差异很大，既有硒缺乏地区、碘缺乏地区，也有发生氟中毒和硒中毒的地区。

矿物质在人体内不能合成，必须从食物和饮水中摄取。摄入体内的矿物质经体内新陈代谢，每天都有一定量的损失，所以必须不断地从膳食中吸收、补充。

下面简要介绍几种矿物质与健康的关系(见本章末二维码)。

六、维生素与健康

维生素是维持人体健康必需的一类低分子有机化合物，在机体的新陈代谢过程中发挥重要的作用。

1. 维生素的分类

维生素种类很多，化学结构和功能差异很大，很难从结构或功能上对其进行分类。营养学上根据其溶解性，分为脂溶性维生素、水溶性维生素和类维生素物质三大类。

1) 脂溶性维生素

脂溶性维生素包括维生素 A、D、E、K，它们都溶于脂溶性有机溶剂，不溶于水，主要存在于动物脂肪和植物油中。膳食中的脂溶性维生素摄入体内后，要以脂肪作为载体，经胆汁酸乳化，才能被人体吸收。吸收后主要存在于脂肪组织和肝脏中，通过胆汁缓慢排出体外，大剂量摄入会导中毒。

2) 水溶性维生素

水溶性维生素包括维生素 C 和 B 族维生素。B 族维生素包括维生素 B_1(硫胺素)、维生素 B_2(核黄素)、维生素 B_3、维生素 B_6(包括吡哆醇、吡哆醛、吡哆胺)、维生素 B_{12}、烟酸(又名维生素 PP、尼克酸)、生物素、叶酸等。水溶性维生素仅少量贮存体内，极易通过尿液、汗液排出体外。因此必须经常通过食物供给。摄入不足易出现缺乏病，但摄入过多也会出现干扰其他营养素代谢的副作用。

3) 类维生素物质

人们发现有一些物质，它们具有类似维生素的生物学功能，有时把它们列入复合维生素 B 族，称它们为"类维生素物质"，其中包括胆碱、辅酶 Q、苦杏仁苷、生物类黄酮、对氨基苯甲酸、肌醇等。

2. 了解自己可能缺乏的维生素

根据以下描述的生活方式和身体症状，初步判断自己可能缺乏的维生素。

1) 缺乏维生素 A

在黑暗处，眼睛的适应相当地耗时；眼睛容易疲劳；容易感冒；讨厌蔬菜；皮肤干燥。

2) 缺乏 B 族维生素

几乎每天都喝酒；身体时常感到倦怠；平均每周 3 次在外吃晚餐；站立时曾感到眩晕；减肥中；容易起小脓疱或湿疹；易患口腔炎；最喜欢吃甜食；经常饮用清凉饮料；最爱油腻食物。

3) 缺乏维生素 C

吸烟；经常情绪急躁；接待、交际应酬时喝酒的机会很多；容易便秘；最近斑点增加；长期服用抗生素；初春时罹患花粉症；刷牙时牙龈处有出血现象；轻微撞伤而导致内出血。

4) 缺乏维生素 D

每天在室内的时间很长；讨厌鱼类；稍微跌倒而发生骨折；经常抽筋；容易动怒；蛀牙很多；腰部或背部疼痛。

(5) 缺乏维生素 E

从事运动；冬天皮肤易产生皲裂；怕冷；经常脸色不佳；高血压。

七、膳食纤维

膳食纤维是由葡萄糖构成的不能被人体消化吸收的多糖。根据溶解性不同，可将膳食纤维分为水溶性纤维和水不溶性纤维两大类，我们把存在于食物中的各类纤维统称为膳食纤维。尽管人体不能分解、不能消化吸收膳食纤维，但它是维持身体健康必不可少的糖类，因此被称为"第七大营养素"。

1. 膳食纤维的种类

膳食纤维按来源不同可分为植物类纤维、动物类纤维、海藻多糖类纤维、合成类纤维。其中植物纤维是目前人类膳食纤维的主要来源，包括纤维素、半纤维素、果胶、木质素、藻胶等。

植物纤维素主要分布于芹菜、韭菜、竹笋、茭白、莴笋、蒜苔等果蔬及豆类、全麦面粉、栗和花生等食物中；半纤维素主要分布在苹果、香蕉、萝卜、谷类、豆类、玉米等食物中；果胶是一种水溶性纤维素，富含果胶的食物有苹果、香蕉、橙、萝卜等；所有植物的黏液都属于纤维素，主要分布于芋头、山药、干豆类、燕麦片、燕麦粮等食物；栗、谷物、卷心菜、李、花生、梨等食品中富含木质素，植物越成熟，其木质素含量就越高。

甲壳素是一种动物纤维素，存在于虾、蟹和昆虫的外壳内以及蘑菇、真菌等生物体内，尤其是海蟹壳含量较高。

藻类多糖、菌类多糖是存在于海带、紫菜、螺旋藻、银耳、香菇、灵芝等中的多糖。

2. 膳食纤维的功能(见本章末二维码)

3. 摄入过多膳食纤维的危害

尽管膳食纤维具有多种生物学功能，但摄入量也要适当。

摄入过多膳食纤维，会降低人体血液中脂类物质的水平，从而减少一些脂类激素的生物合成，影响子宫发育，使月经推迟。膳食纤维对矿物质有离子交换和吸附作用，降低了肠道对食物中矿物质元素的吸收。实验研究显示，如果摄入过多的膳食纤维，会影响机体对钙、镁、锌等矿物质的吸收和利用，造成这些元素的缺乏，对身体健康不利。

膳食纤维主要存在于谷类、薯类、蔬菜、水果及豆类等植物性食品中，植物成熟度越高其膳食纤维含量也越多，谷类加工越精细则所含膳食纤维越少。

第三节　大学生平衡膳食指南

平衡膳食是膳食指南的核心观点，"平衡"指人体对食物和营养素需要的平衡，指能量摄入和运动消耗的平衡。平衡膳食强调了日常饮食中食物种类和品种丰富多样，能量和营养素达到适宜水平，注意避免油、盐、糖的过量等多项内涵。

中国居民膳食指南修订专家委员会总结了最新食物与人群健康关系的科学证据，梳理了我国居民主要营养和健康问题，为改善大众营养、引导食物消费、促进全民健康，提出了六条核心推荐条目，这些推荐条目对大学生同样适用。

一、食物多样，谷类为主

食物多样是实现平衡膳食的基本途径，怎样才能做到食物多样呢？平均每天不重复的食物种类数达到 12 种以上，每周达到 25 种以上(烹调油和调味品不计算在内)。按照一日三餐食物种数的分配，早餐至少摄入 4～5 种，午餐摄入 5～6 种，晚餐 4～5 种；加上零食 1～2 种。其他内容见本章末二维码。

二、吃动平衡，健康体重

进食量和活动量的相对比例变化影响体重变化，"吃动平衡"就是在健康饮食、规律运动的基础上，保证食物摄入量和身体活动量的相对平衡，使体重在一段时间之内维持在稳定水平，从而促进身体健康，降低疾病的发生风险。

"管住嘴，迈开腿"，二者同等重要，互为补充，缺一不可。

1. 健康体重标准

我们可以用体质指数(BMI)来衡量自己的体重是否健康，计算方法是用体重(千克)除以身高(米)的平方。例如，身高 1.60 米，体重 60 千克，BMI 的计算如下：

$60 \div (1.6 \times 1.6) = 23.4$，即 BMI 是 23.4。

大学生的 BMI 应在 18.5~23.9 之间。

2. 要做到"食不过量"

食不过量是指每天摄入的各种食物所提供的能量不超过人体所需要的能量。正常生理状态下，食欲可以有效地控制进食量，保持健康的体重，此时的食不过量就是吃饱而不吃撑。但是由于种种原因有些人不能有效地控制进食量，满足其食欲的进食量往往要超过实际需要，造成过多的能量摄入，引起体重过度增加。在这种情况下，食不过量就意味着适当限制进食量，具体要求见本章末二维码。

3. 运动也要多样化

不同的运动形式，锻炼的效果也不尽相同。运动和食物选择一样，也要多样化，比如快走、慢跑、打羽毛球、打乒乓球、游泳、跳广场舞、骑自行车等。

三、多吃蔬果、奶类、大豆(见本章末二维码)

四、适量吃鱼、禽、蛋、瘦肉(见本章末二维码)

五、少盐少油，控糖限酒

1. 拒绝"重口味"的诱惑

"重口味"主要指高盐、高脂的饮食，这类饮食味道比较重，更能刺激人的食欲。但是过量的盐和烹调油的摄入会带来很多的健康问题。

1) 盐和高血压

钠是人体必需的营养素，食盐是钠的主要来源，每克盐中含钠 400 毫克。研究表明，高盐饮食可以改变血压昼高夜低的变化规律，变成昼高夜也高，发生心脑血管意外的危险性就大大增加；超重和肥胖者的血压对食盐也敏感。

2) 烹调油和肥胖

烹调油的主要成分是脂肪，脂肪具有重要的营养作用，但是烹调油也是一种高能量的食物，每克脂肪可以产生 9 千卡能量。如果摄入的能量没有消耗掉就会积累下来，变成脂肪储存在体内，日积月累就可能产生超重甚至肥胖。肥胖是高血脂、高血压、糖尿病、动脉粥状硬化、冠心病、脑卒中等慢性病的危险因素。为了预防这些慢性病的发生，最好适当少吃油。

3) 口味是可以养成和改变的

人的口味是逐渐养成的，也是可以改变的。大学生要通过不断地强化健康观念，培养清淡饮食习惯，逐步将以往的口味由"重"变"淡"。

想要适应清淡的饮食，除了要减少盐、油、糖的摄入，还可以充分利用食物本身的味道，搭配出不同口感、色泽的美味料理。如用醋、柠檬汁、香料、姜等调味，替代一部分盐和酱油；尝试柠檬、香芹、香菜、香菇、洋葱等有特殊香味的食物做搭配。

2. 小心食物中"看不见"的盐

有很多盐不一定是白色的，它们隐藏在加工食品和调味品中，我们一不注意就多吃了盐。调味品如味精、鸡精、酱油、酱豆腐、辣椒酱、黄酱、甜面酱、苏打、调料包、汤料包等，都是高盐高钠；普通食品如腊肉、奶酪、挂面、火腿、虾皮、榨菜等都含有盐；话梅、薯片、椒盐花生等零食中也含有盐。所以，在考虑每天盐的摄入量时，千万不要忽略了这些"看不见"的盐。

3. 少吃油炸食品

油炸、油煎等烹饪方法很容易做出促进食欲的菜肴。但是，这类烹调方法会增加食品的含油量，使食品菜肴成为高能量食品，经常食用易导致肥胖。油炸类食品是导致高脂血症和冠心病的最危险食品。此外，油炸类食品破坏维生素，使蛋白质变性，还会产生大量的致癌物质。因此，大学生们一定要少吃油炸食品。

4. 警惕食品中的反式脂肪酸

常用植物油的脂肪酸均属于顺式脂肪酸。部分氢化的植物油可产生反式脂肪酸，氢化油脂如人造黄油、起酥油等中都含有一定量的反式脂肪酸。除此之外，在植物油精炼以及植物油反复油炸的过程中也可能形成一些反式脂肪酸。

研究表明，反式脂肪酸摄入量多时可升高低密度脂蛋白胆固醇，降低高密度脂蛋白胆固醇，增加患动脉粥样硬化和冠心病的危险性。反式脂肪酸会干扰必需脂肪酸代谢，可能影响儿童的生长发育及神经系统健康。

2012 年，国家食品安全风险评估专家委员会对我国居民反式脂肪酸膳食摄入水平进行了评估：我国居民膳食中的反式脂肪酸主要来自加工食品，占 71%，其中又以所使用的植物油来源最高，约占 50%，如使用人造黄油的蛋糕、含植脂末的奶茶等。

大学生怎样才能远离反式脂肪酸呢？要多选用天然食品；学会看食品标签，少买或少吃含有"部分氢化植物油""起酥油""奶精""植脂末""人造奶油"的预包装食品；少吃油炸、油煎烹饪的食品。

5. 少喝含糖饮料，少吃甜味食品

含糖饮料指糖含量在 5% 以上的饮品。多数饮品含糖在 8%～11%，有的高达 13% 以上。一般情况下，含糖饮料不是生命必需食品，多饮容易使口味变"重"，造成不良的饮食习惯和龋齿、超重及肥胖，因此不建议喝含糖饮料。

添加糖的另外一个主要来源是包装食品如糕点、甜点、冷饮等，减少此类食品的摄入，是可控制添加糖的另一关注点。此外，烹饪时也会使用糖作为佐料加入菜肴中，如红烧、糖醋等。添加糖不仅增加糖的摄入，还掩盖了盐的味道，无意中增加盐的摄入。

6. 饮酒有害健康

大学生们在节假日或者交际的场合往往要饮酒，但是一定要限量地饮酒。无节制地饮酒，会伤害胃肠黏膜，并会影响肝脏和胰脏的功能，进而影响营养素的消化吸收及利用。一次性大量饮酒会造成肝脏代谢紊乱，并会导致脂肪肝、肝硬化等问题。过量饮酒还会增加高血压、中风、乳腺癌和消化道癌症及骨质疏松的危险。此外，过量饮酒还可能导致事故及暴力的增加，对个人安全和社会安定都是有害的。

高度白酒含能量高，几乎不含其他营养素。如要饮酒，应当尽可能饮用低度酒，并控制在适当的限量以下。以酒精量计算，成年男性和女性一天的最大饮酒量建议不超过 25 克和 15 克。

有的人对酒精过敏，微量饮酒就会出现头晕、恶心、冷汗等明显不良症状。正在服用可能会与酒精产生作用的药物的人，患有某些疾病(如高甘油三酯血症、胰腺炎、肝脏疾病等)的人都不应饮酒。血尿酸过高的人不宜大量喝啤酒，以减少痛风症发作的危险。

六、杜绝浪费，兴新食尚

1. 要知盘中餐，粒粒皆辛苦

"一粥一饭，当思来之不易；半丝半缕，恒念物力维艰。"这句古训传达的是对勤俭

的倡导，对奢靡的摒弃。一粒种子，需要经过辛劳耕耘、播种灌溉、收割，才能孕育为粮食，走上我们的餐桌。无数人付出的辛勤劳动，才能让我们享受舌尖上的美味，从食物中获得营养。大学生应该珍惜粮食、珍惜食物、尊重为我们生产和制作食物的人。

调查发现，大学生食物浪费的现象主要表现为：节约食物资源的意识薄弱；点餐过量，购买食物过量，或储存不当。

2. 对舌尖上的浪费说"不"

大学生要从现在做起，从自己做起，尽可能减少食物浪费。

(1) 购买食物前做好计划，容易变质的食物应少量购买，并且依据食物特性选择适宜的储藏方法。

(2) 同学聚餐时，充分考虑几个人吃，每个人的饭量、喜好。

(3) 选择小分量。小分量不仅能减少食物浪费，还是实现食物多样化、膳食平衡的有效方法。

3. 注重饮食卫生

大学生在校期间，除了多数时间在学校食堂就餐，还会经常在外就餐，特别是现在智能手机各种外卖 App 更是大学生的日常就餐选择。从食物的生产加工到餐桌，任何一个环节都可能发生食物污染和不卫生的情况。只有保障食物的安全，才能更好地从食物中获得营养，促进健康。

1) 吃新鲜食物、健康加美味

不要忘记选择新鲜食物！当地、当季或储藏期短的食物，一般都较新鲜，新鲜食物水分多，营养也充足。储存时间过长，就会由于自身内部的化学反应以及微生物的生长繁殖而发生变化。如某些细菌、霉菌大量生长繁殖产生毒素，食物中的油脂氧化发生酸败，某些食物成分分解产生有害成分，新鲜蔬菜存放在潮湿和温度过高的地方产生亚硝酸盐等。

2) 吃卫生的食物、远离有害物

卫生的食物是指食物干净，无污染，无可见腐烂，包装无破损；食用时，食物需充分加热，等等，防止各种有害物质通过食物进入人体危害健康。如果食物被细菌、寄生虫、病毒、化学物质等污染，食用后就会导致食源性疾病，最常见的症状是腹痛、呕吐和腹泻，应及时处理或就医。

4. 不能忽视的食物过敏

部分人群会对某类食物或食物中的某些成分发生过敏反应，通常累及呼吸道、皮肤和消化道，称为食物过敏。虽然食物过敏只影响小部分人群，但它对这类特定人群可能造成较大的危害，因此也作为食品安全的一个重要方面。

我国食品安全国家标准《预包装食品标签通则(GB7718-2011)》中，列出了常见的 8 类过敏源。

(1) 含有麸质的谷物及其制品(如小麦、黑麦、大麦等)。

(2) 甲壳纲类动物及其制品(如虾、蟹等)。

(3) 鱼类及其制品。

(4) 蛋类及其制品。

(5) 花生及其制品。

(6) 豆类及其制品(如大豆、豌豆、蚕豆等)。

(7) 乳及乳制品(如牛奶、山羊奶等)。

(8) 坚果及其果仁类制品(如杏仁、胡桃、榛子和腰果等)。

因此，有家族过敏史或者既往有过敏经历的人群，购买食物时，应注意避免摄入相应食物。预包装食品配料表或者标签上的过敏源信息标示很重要，如配料表中标示的牛奶、鸡蛋粉、大豆等；在邻近配料表的位置如"含有……""可能含有……""此生产线也加工含有……的食品"等。既往有食物过敏史的消费者购买预包装食品时，应注意以上有关信息。

📑 拓展阅读

食物中毒及其预防

(1) 食源性疾病与食物中毒。

(2) 细菌性食物中毒。

(3) 真菌毒素和霉变食品中毒。

(4) 有毒动植物中毒。

(5) 化学性食物中毒。

本 章 小 结

"民以食为天，食以安为先。"不同的食物，其主要营养成分及组成特点各不相同；水、蛋白质、脂肪、糖水、矿物质、膳食纤维、维生素和非维生素类植物有机小分子对人体健康起着不同的作用，各有不同的功能。只有科学、合理的膳食才能保障各种营养素的充分摄取，才能有利于健康。

按照中国居民膳食指南，养成良好的饮食习惯，注重膳食营养平衡、饮食卫生、节约勤俭、不浪费食物、文明餐饮是传承和发扬优良饮食文化的关键点，也是身体健康的重要保障。

思考与练习

一、名词解释

双歧因子   必需脂肪酸   食物过敏

二、简答题

1. 哪些食物蛋白质含量较高？

2. 为什么膳食纤维被称为"第七大营养素"？

3. 食物中有哪些"看不见"的盐？

三、论述题

1. 反式脂肪酸有哪些危害？

2. 怎样才能做到食物多样？

【实践课堂】

1. 按照你的身高和体重，看看你的体质指数 BMI 在正常范围吗？

2. 试设计一份营养均衡的一日三餐的食谱。

随身课堂
大学生生理健康教育
微信扫天下   课程掌中观

第七章.PPT

第七章二维码内容.doc

第七章习题答案.doc

尝思用药如用兵。善用兵者必深知将士之能力，而后可用之以制敌；善用药者亦必深知药性之能力，而后能用之以治病。

——张锡纯《医学衷中参西录》

第八章 合理用药知识与应用

本章学习目标

➤ 掌握药物的基础知识。
➤ 掌握常用药物的合理选用要点。
➤ 熟悉常见药物的名称及类别。

核心概念

合理用药(rational drug use) 解热镇痛药(analgesic-antipyretic) 抗感冒药(anti-cold medicine) 抗生素(antibiotics) 消炎药(antiphlogistic drug) 止咳化痰药(pectoral) 安眠药(hypnotics)

引导案例

"白天鹅"变成"丑小鸭"

丽娜是某大学舞蹈系毕业生，由于她身材高挑、面容姣好、曲线有致，在校期间即在一家公司当上业余时装模特儿。在T型台上她表现出色，公司已决定毕业后高薪聘用她。然而，毕业考试刚刚结束，丽娜却得了病毒性心肌炎，医生给她投用激素(强的松)内服。连用三周后病情得到控制，但她那靓丽的体貌却变了形：面庞"横向扩展"，腹隆肩厚，"背阔腰圆"。丽娜出院后去公司联系聘用事宜，公司人事主管一见，觉得她已判若两人，只得找出借口，婉言推辞。

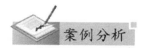

案例分析

这个案例提醒我们，药物在治疗疾病的同时，也会对身体产生某些副作用。原来，丽娜不能如愿受聘是激素(强的松)惹的祸。激素是"篡改"俊男靓女美妙形体的老手，它会使苗条丽人变成肥姑丑女。其实，还有不少药物也跟激素一样，在发挥治病作用的同时，却会损害人的容颜，从而使人变丑，使白天鹅变成丑小鸭。

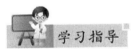
学习指导

本章的重点是掌握常用药物的基本概念和基础知识，了解药物的不良反应和药物相互作用的类型。掌握解热镇痛药、抗感冒药、止咳化痰药、助消化药、安眠药、抗生素等常用药物的合理选用原则和选用要点。通过学习药名词尾识别药品类别，慎重购买和使用药物。

第一节　药物的基础知识

药物是指用于预防、治疗、诊断人的疾病，有目的地调节人的生理机能并规定有适应证、用法和用量的物质，包括中药材、中药饮片、中成药、化学原料药及其制剂、抗生素、生物制品、放射药品、血清疫苗、血液制品和诊断药品等。药物可以防病治病，但多数药物又有不同程度的毒副作用，有的药物本身就是从毒物发展而来，两者通常只有量的差异。

一、药物的来源

药物的来源有两个，一是自然界，二是人工制备。来自自然界的药物为天然药物，包括中药及一部分西药；天然药物，特别是中药，大都已经过长期的临床使用，其疗效多已肯定，使用安全性较高，但显效较慢。相比之下，化学药物疗效显著而且迅速，但某些品种毒副作用较大，其潜在的不安全性还需要较长期使用后才能发现。

二、药效

药效是指药物对机体(含病原体)的作用。药物对机体的作用主要是对生理功能的兴奋或抑制；药物对病原体的作用则主要是通过干扰病原体的代谢而抑制其生长繁殖。

三、药代动力学

药物进入机体后，一方面作用于机体而影响某些器官组织的功能；另一方面药物在机体的影响下，可以发生一系列的运动和体内过程：自用药部位被吸收进入(静脉注射则直接进入)血液循环，然后分布于各器官组织、组织间隙或细胞内，有些药物则在血浆、组织中与蛋白质结合；或在各组织(主要是肝脏)发生化学反应而被代谢；最后，药物可通过各种途径离开机体(排泄)；以上过程即吸收、分布、代谢和排泄过程，研究药物及其代谢物的这一过程称为药代动力学。

众所周知，药物对机体的作用或效应依赖于药物的体内浓度，因此上述各过程对于药物的作用也就具有重要的意义。了解药物的药代动力学特点，对于科学地合理用药十分重要。

临床药代动力学则是通过血药浓度(血浆中药物浓度)来阐明其规律性，从而为制定给药方案提供合适剂量和间隔时间，借以达到预期的治疗浓度。

四、药物的不良反应

1. 副作用

副作用是指药物在使用治疗剂量时引起的与治疗目的无关的作用。例如阿托品用来解除肠痉挛时，可产生口干和视力模糊等反应。

2. 毒性作用

任何药物都有一定的安全使用范围，超过这个范围就会带来一定的毒性。毒性作用的性质因药物的不同而各异，但其严重程度是随剂量增加而增加的。如链霉素可造成患者听力减退或丧失。

3. 过敏反应

过敏反应是指少数经过致敏的病人对某种药物的特殊反应，致敏原可能是药物本身，或药物在体内的代谢物，也可能是药物制剂中的杂质，它们与体内蛋白质结合形成全抗原而引起。这种反应与药物剂量无关，反应性质因人而异，预测性小。例如青霉素引起的过敏性休克。

4. 继发反应

继发反应是继发于药物的治疗作用之后的一种反应，是药物发挥治疗作用的不良后果。如长期应用头孢霉素等广谱抗生素时，由于肠道菌群失调，敏感的细菌被杀灭，而不敏感的细菌如白色念珠菌大量繁殖，导致鹅口疮、阴道炎等。

5. 后遗效应

后遗效应是指停药以后血药浓度已降至有效水平以下时残存的药物效应。如长期应用糖皮质激素，由于对垂体前叶的负反馈作用引起肾上腺皮质分泌减少，甚至萎缩，一旦停药后肾上腺皮质功能低下，数月内难以恢复。

6. 依赖型

药物依赖性是指某些药物反复足量应用后机体所产生的一种精神或行为的反应，此时一旦停药就会产生痛苦，从而病人强制地连续或周期性要求应用这些药物来避免停药时的不适。

7. 药物的致突变、致癌及致畸作用

某些药物可使细胞产生突变作用、诱发癌肿及妊娠发生畸胎。所以，在新药用于临床前必须先做致突变、致癌与致畸试验。

五、药物的用法及剂量

给药途径有口服、注射、局部用药等几种。药物口服后可由胃肠吸收而作用于全身或留在胃肠道作用于胃肠局部。注射分皮下注射、肌肉注射、静脉注射等。局部用药主要指喷雾、含漱、灌肠、涂、搽等。除了静脉注射直接进入血液外，其他给药途径均可影响到药物的吸收，吸收的快慢顺序为：气雾吸入—肌肉或皮下注射—舌下给药(黏膜)—口服—皮肤给药。

为了使药物服用后获得满意的治疗效果和尽可能少的副作用，需要注意服药的时间和次数。大多数药物一日三次，尽可能每 8 小时服药一次，这样血药浓度可以比较平稳，不致忽高忽低。在体内消除快的药物，给药次数可略微增加；相反，在体内消除慢的药物，次数可减少。

第二节 常用药物的合理选用

一、解热镇痛药的合理选用

解热镇痛药又称非甾体类抗炎药(NSAIDs)，是当今世界各国广泛应用的一类药物，全球每天约有 3000 万人使用。由于 NSAIDs 具有解热、镇痛、抗炎作用，且对急性、慢性疼痛都有良效，既治"短痛"，也治"长痛"，于是它已经成为"常用药"了。

1. 解热镇痛药的用药原则

目前 NSAIDs 种类繁多，新药不断推出，因此，我们了解一些常用的 NSAIDs 就很有必要，只有了解其共性及每个品种的特性，才能便于合理选用。为使 NSAIDs 的应用能获得

最大的效应和最小的毒副作用，兹提出以下 8 项注意作为用药的原则，具体原则见本章末二维码。

2. 解热镇痛药的不良反应

长期的临床使用证明，NSAIDs 在解热、镇痛和抗炎方面疗效显著，因此患者乐于使用。但 NSAIDs 是把"双刃剑"，用药后的副作用发生率也不低。其不良反应有以下多个方面，具体内容见本章末二维码。

二、合理选用抗感冒药

感冒是世界上最常见的疾病。我国民众常说：人吃五谷杂粮，难免会有头痛脑热的。所谓"头痛脑热"指的是小恙小病，其实主要就是普通感冒。对付感冒，通常使用抗感冒药就能药到病除。不少抗感冒药是非处方药(OTC)，每家医院和药店都可买到。然而，目前市面上的抗感冒药"牌子"很多，如何选用却有讲究。

1. 抗感冒药的主要成分(见本章末二维码)

2. 选择抗感冒药的基本步骤

选抗感冒药时，可分两步进行：先看药名，再看剂量。所谓先看药名，即从药品的通用名入手，这样就能节省在药店面对众多感冒药盲目选择的时间。

第一步，先看通用名。我们从其通用名中就能够了解到这个"牌子"的抗感冒药的"成分"。例如美息伪麻片，将这个名字分解来看可以粗略地认为，"美"指右美沙芬，"息"代表扑热息痛，"伪麻"是伪麻黄碱。对号入座，便可大致判断这种药有缓解感冒时头痛、鼻塞、发热、咳嗽等症状的作用。再看自己的感冒症状是不是这些，就可比较快捷地买到合适的抗感冒药。再如酚麻美敏片，"酚"为对乙酰氨基酚，即扑热息痛，"麻"即伪麻黄碱，"美"指右美沙芬，"敏"指扑尔敏。因此，除了可缓解头痛、发热、鼻塞、咳嗽等，还能缓解鼻痒、流鼻水等不适。但由于其中含有扑尔敏，因此容易易引起嗜睡，最好在晚上睡前服用。可见，选抗感冒药时，可以先从药名，即药品的通用名入手。

第二步，再看其剂量。从药物的通用名中，我们完成了选抗感冒药的第一步。接下来，具体选择哪种药，就要看药品成分的剂量大小了。常见抗感冒药的主要成分中，对乙酰氨基酚、右美沙芬与伪麻黄碱为三大主力成分，它们在每种抗感冒药中都有，只是剂量上有所差别。这也影响到不同的抗感冒药在缓解各种感冒症状方面的作用有所差别。例如对乙酰氨基酚的剂量，在新康泰克中有 500 毫克，在白加黑中有 325 毫克；右美沙芬的剂量，在新康泰克中有 15 毫克，在白加黑中有 30 毫克；伪麻黄碱的剂量则两者相同。这样，我们可大致推断：在缓解头痛、发热的作用方面，新康泰克稍强于白加黑(因为对乙酰氨基酚基础含量高些)，止咳则是白加黑胜出(因为右美沙芬含量高些)。所以，要根据自己的感冒症状，相应地选择。

除了对乙酰氨基酚、右美沙芬及伪麻黄碱外，抗感冒药之间的成分区别还在于是否加入了抗过敏成分，以及加入的是哪一种。例如，日夜百服咛的日夜片主要区别在于，夜片中多了扑尔敏成分。白加黑的夜片则比日片多了苯海拉明。由于苯海拉明的嗜睡作用比扑尔敏更强，晚上服白加黑的夜片，就像广告说的那样"睡得香"。因此，选抗感冒药时，应该注意到这些成分与剂量的细微差别。参考这些细节，帮助自己选到合适的抗感冒药。

三、合理选用止咳化痰药

咳嗽是呼吸系统中最常见的症状之一，是人体的一种保护性措施，当呼吸道黏膜受到异物、炎症、分泌物或过敏性因素等刺激时，即反射性地引起咳嗽，有助于排除自外界侵入呼吸道的异物或分泌物，消除呼吸道刺激因子。因此，对于偶发、轻度的咳嗽，不必服用镇咳药。只有当咳嗽剧烈而且频繁，严重影响生活和休息，或可能导致并发症时，方可使用药物治疗咳嗽。那么怎样治疗咳嗽呢？一般来说，咳嗽少痰和连续干咳者，应服用镇咳药；咳嗽伴有咯痰者，需同时服用镇咳药和祛痰药，并应以祛痰为主；咳嗽伴有炎症(如细菌感染)者，在服用镇咳药和祛痰药的同时还需加服抗生素类药物；咳嗽伴有支气管哮喘者，则需在服用镇咳药的同时加用平喘类药物。

咳嗽，按其是否伴有咳痰及痰液的性质，可分为无痰之咳、有痰之咳、稠痰之咳和脓痰之咳，这 4 种情况应当分别对待，在治疗上也必须"对症下药"，具体内容见本章末二维码。

使用止咳祛痰药常见的误区有以下几方面。

(1) 既有咳嗽又咯痰，单用镇咳不祛痰。

(2) 认为咳嗽不要紧，拖到严重才就诊。

(3) 干咳症状比较轻，动辄要服可待因。

(4) 着凉感冒伴咳嗽，偏爱滥用抗生素。

(5) 咳嗽还未好利索，自作主张便停药。

(6) 买药止咳太马虎，吃药不看说明书。

四、选好用好助消化药

助消化药是一类十分常用的药物，人们习惯称它为"开胃药"，有些大学生把它当作常备药品，胃口不好时吃上两片，肚子胀气时来它几粒。不少人对助消化药的选用不讲究，用药不当现象较为普遍。只有选好用好助消化药，才能在用膳时饭前开胃，饭后开心。

1. 用药不当，开胃变"塞胃"

据 2004 年 2 月 17 日《青岛日报》载：该市某医院在 2 月 7～8 日两天内，收治了两例用山楂丸开胃反而引起胃石症的患者。这两例都是购药随便，服药又不对症，于是招来麻烦。开胃药不但不开胃，反而要用胃镜碎石进行"开胃"。

用助消化药不当的例子甚多，如用胃蛋白酶合剂与大黄苏打片同服治疗消化不良，合剂中的稀盐酸被药片中的小苏打中和，使胃蛋白酶失去了在酸性条件下的活力而失效。再如给腹泻的孩子服乳酶生，同时又服广谱抗菌药物，结果后者"克"了前者而导致"前"功尽弃。可见，助消化药也要对症选药，合理应用，才能化解消化不良滞留在腹中的"残羹冷炙"。

2. 寻因施治，有的放矢

消化不良并不是一种独立的疾病，而是多种原因引起的一组症状，它可以表现出一种、两种或几种症状，包括食欲不振、饭后持久的饱胀感、恶心、反酸、烧心、嗳气，少数人还会出现非炎症性腹泻，等等。

临床上，通常把消化不良分为单纯性消化不良和由其他疾病引起的消化不良。因此，必须进行相应的多种检查，以确诊原发病，然后有的放矢，标本兼治。通过对原发病的治疗(治本)，随着病情改善，消化不良症状也会随之改善。在治本的同时，也可以有选择地投用助消化药以治标。如慢性萎缩性胃炎，可选用胃蛋白酶合剂或多酶片；慢性胰腺疾病，可选用胰酶片等。对单纯性消化不良，按其对某种食物进食过多，或食后消化不良来选择促消化药物。如进食肉、蛋、豆类蛋白食物所致者，选用胃蛋白酶或胰酶；吃米、面、红薯等淀粉成分多的食物所致者，选用含淀粉酶的促消化药物。

3. 选药合适，用药合理

助消化药是促进胃肠道消化过程的药物，其大多数本身就是消化液的主要成分，如盐酸和多种消化酶制剂；当消化液分泌不足时，用它们能起到代替疗法的作用。另外，有些药物能促进消化液的分泌，并增强消化酶的活性(如康胃素等)，或制止肠道过度发酵(如乳酶生等)。下面介绍如何合理选用助消化药，具体内容见本章末二维码。

五、合理使用安眠药

大学生日常学习任务繁重，寝室又是多人居住，每个人的作息习惯不同，有睡眠障碍的人不在少数，安眠药就成了一部分同学的首选。但是每个人的失眠原因和类型是不同的，安眠药不能随便乱用，而是要合理使用，具体内容见本章末二维码。

六、合理使用抗生素

我们经常发现病人甚至某些医生护士把抗生素、合成抗菌药和消炎药混为一谈，其实这三者是有所区别的。老百姓一般所指的消炎药多是指抗生素或磺胺、"沙星"之类的抗菌剂，但从严格意义上讲消炎药和抗菌药是不同的两类药物，而抗菌药中，抗生素与抗菌剂的概念也有所差别，甚至有些专业书籍把喹诺酮类抗菌剂归入抗生素中，这样就让它们"被站错了队"。

我们所用的抗生素或抗菌剂不是直接针对炎症来发挥作用的，而是针对引起炎症的微生物，是杀灭微生物的；而消炎药是针对机体的炎症反应的。虽然抗生素的作用主要是"抗菌"，但是，它仅仅是抗菌药物的一种，由于"出身问题"，它与同样是起"抗菌"作用的合成抗菌药又有所区别。

必须强调：抗生素≠抗菌剂≠消炎药。

1. 抗生素

所谓抗生素，一般是指由细菌、霉菌或其他微生物在繁殖过程中产生的，能够杀灭或抑制其他微生物的一类物质及其衍生物，用于治疗敏感微生物(常为细菌或真菌)所致的感染。我们可以发现它们的"出身"是来自微生物的——如青霉菌产生的青霉素，灰色链丝菌产生的链霉素，红色链丝菌培养液中分离出来的红霉素，委内瑞拉链丝菌产生的氯霉素，小单孢菌所产生的庆大霉素。头孢菌素类是以冠头孢菌培养得到的天然头孢菌素 C 作为原料，经半合成改造其侧链而得到的一类抗生素；多肽类抗生素则是从多粘杆菌或产气孢子杆菌的培养液中提取制得的，等等。所以人们把由某些微生物在生活过程中产生的，对某些其他病原微生物具有抑制或杀灭作用的一类化学物质称为抗生素。也就是以微生物之"矛"，击微生物之"盾"。目前应用于临床的抗生素主要有以下几类：青霉素类、头孢菌素类、氨基糖苷类、大环内酯类、四环素类、氯霉素类、林可酰胺类、多肽类等。

随着抗生素的广泛应用，如今人们对抗生素的依赖和滥用已经成为世界性难题。滥用抗生素使病人遭受药物毒性的折磨；使细菌锻炼成耐药的"顽敌"；使人体内的"益生菌"成了"陪葬品"而导致菌群失调和二重感染。这里，不得不提醒滥用的危害，给大家敲响警钟。

面对滥用抗生素的种种危害，不论是医家还是患者都切莫等闲视之，只有合理使用，才能既治好病又能避免细菌耐药性和不良反应的发生。

首先，必须严格掌握适应证。投用抗生素应当是"该出手时才出手"。许多人患感冒也爱用抗生素，其实，感冒是病毒引起，它对抗生素"不感冒"。流感和病毒引起的上呼吸道感染，以及非感染性或轮状病毒所致的腹泻，都不应该使用抗生素。

其次，用药剂量和疗程要恰当，用量不足也是滥用。一些人家中常备有一种到几种抗生素，一有头疼脑热便服下几粒，这样最容易使细菌产生耐药性。有的人认为使用抗生素的品种愈多、剂量愈大，效果就愈好，其实这是一种误解，这样做有时却会适得其反。合理的用法是凡一种能解决问题的就不宜使用两种以上；能用"窄谱"的就不用"广谱"的；同时还应避免长期应用广谱抗生素。

最后，还要提醒的是：不坚持用药原则，为迎合病人的要求而滥用抗生素乃医家的大忌；而盲目向医生"点药"或自行乱用抗生素，却是患者的大忌。事实证明，耐药细菌到了如此嚣张的地步，乃是医患共同滥用抗生素的结果，某些患者和医生往往成为它们的"帮凶"。因此，只有合理使用抗生素，才能发挥其最高疗效和最大限度地防止细菌耐药性的发生。

2. **抗菌剂**(见本章末二维码)

3. **消炎药**(见本章末二维码)

第三节　常用药物名称知识

一、药品名称的类别

药品名称有以下几种：通用名称、商品名称、英文名称。

例如：阿奇霉素片，就是通用名称，该药的商品名称为"希舒美"，英文名称较为复杂，为 Azithromycin Tablets，不便于记忆。

在报纸杂志、网络、手机 App 等有关健康和医药科普文章中，常常会看到这样的叙述："这种感染可以使用'沙星'类抗菌剂……"或者"根据其……症状，宜用'他汀'类降脂药……"所谓"沙星"类抗菌剂，即喹诺酮类抗菌药；所谓"他汀"类降脂药，即羟甲基戊酸单酰辅酶 A 还原酶抑制药。以"沙星"或"他汀"来称呼某类药物，显然比用化学名称要简明一些，因此有时医生也会使用这些"简称"。作为病人，大多数人也都喜欢使用简化的药名，而不使用复杂难记的化学命名或外文全名。

二、药名中常用字的警示

生病吃药，除了注重疗效之外，还必须关注药物的副作用，特别是身体有某些疾病的患者，看到药名中的以下常用字，要慎重购买。

1. 麻：高血压患者不宜用

感冒药一般除了商品名外，还有根据成分起的通用名，如"美扑伪麻片"，从名字就能看出其中的主要成分。其中"麻"指的是含有伪麻黄碱，伪麻黄碱有助于减轻感冒、过敏性鼻炎、鼻炎及鼻窦炎引起的鼻充血症状。但是伪麻黄碱会引起血管的收缩，导致血压、血糖、眼压增高，因此高血压、糖尿病和眼压高的患者应慎用。

此外，它还会影响神经系统，加重前列腺肥大患者排尿困难和甲亢患者头痛、失眠等。孕妇和运动员也应慎用此成分。

2. 敏、扑、苯：司机不宜用

扑尔敏(氯苯那敏)能缓解感冒引起的流眼泪、打喷嚏、鼻塞等症状。

名字里带有"扑""敏""苯"的感冒药服用后可能会引起嗜睡、困倦等症状，所以服药期间不得驾驶机、车、船，从事高空作业、机械作业及操作精密仪器，服药期间最好保证休息。

消化性溃疡所致幽门狭窄、哮喘发作、高血压的人也要慎用。

3. 酚：肠道溃疡者慎服

对乙酰氨基酚(扑热息痛)是感冒药中用于缓解疼痛和退热的重要成分。

白加黑、新康泰克、日夜百服宁、感康、快克、泰诺、感冒灵等常用感冒药等均含扑热息痛，它对胃黏膜有刺激作用，虽然短期用伤害较小，但消化道溃疡患者服用期间应注意观察，发现异常应及时停药。

同时，这些药最好不要同时吃。此类药物在服药期间还应避免饮用含酒精饮料，患者应在医生指导下服用该药。

4. 美：支气管炎患者慎用

右美沙芬是临床常用的中枢性镇咳药物，含此成分的感冒药通用名多含有"美"字。

慢性支气管炎、肺炎患者应慎用这类感冒药，因为其中枢镇咳作用可能影响痰液排出，堵塞呼吸道，严重时可引起窒息。此外，孕妇及痰多患者也要慎用右美沙芬类药物，妊娠三个月内妇女及有精神病史者则需禁用。

曾有报道，"氢溴酸右美沙芬片"中的"美沙芬"与止咳水里让人成瘾的"可待因"相似，都能影响人的中枢神经系统，过量服用会成瘾。所以，虽然美沙芬片是一种非处方药，但是服用前一定要咨询医生和临床药师。

5. 清热：风寒感冒别用

目前市面上的感冒中成药中，有很多有"清热"字样，如感冒清热颗粒。清热类药物适合风热感冒的患者服用，不适用于风寒感冒患者服用。

清热是中医名词，指清除邪热或虚热的各种治法。

(1) 由外感温邪引起的一般称为实热：邪在气分，宜用辛凉清热；热毒炽盛或夹湿，宜用苦寒清热；热盛伤津，宜用甘寒清热；热在营血，宜用凉血清热法等。

(2) 由阴虚而生的内热，称为虚热，宜用养阴以清热。

另有气虚而致的发热，宜用甘温补气药治疗，不属清热范围。因此，清热类的感冒药不适于风寒感冒患者服用。

6. 解毒：不能长期服用

牛黄解毒丸等药的"解毒"作用能改善感冒时的上火症状，但它们并非感冒药，如果长期服用对身体反而不好。中成药类的解毒药一般都含有清热成分。服用双黄连口服液的同时不宜再服用滋补性中成药。

同样，风寒感冒患者也不宜服用此类药。患有高血压、心脏病、肝病、糖尿病的人、孕妇或正在接受其他治疗的患者，均应在医师指导下服用。

服药三天后，症状无改善，或出现发热咳嗽加重，并有其他症状如胸闷、心悸等时，应去医院就诊。

📑 拓展阅读

用药警示

(1) 感冒用药，不可轻易"鸟枪换炮"。

(2) 调味品也会"调乱"药效。

(3) "药驾"之险不亚于酒驾。

(4) 输液速度：乱调会调出乱子。

(5) 酒后服安眠药有风险。

本 章 小 结

在维护身体健康和战胜疾病的过程中，药物起到举足轻重的作用。常言道："用药如用兵"，必须根据侵袭人体的病原体和各种"病邪"合理选药，才能驱除"病邪"，恢复健康。

有些疾病，不论是使用处方药还是非处方药，则需要两种或两种以上的药物联用，以求取得预期的效果。住院病人通常采取综合性的治疗，既有病因治疗(如细菌性感染使用抗生素，或两种抗生素联用；肿瘤采用抗肿瘤药物等)，还有对症治疗以解除患者的症状(如止咳、止泻、利尿、镇痛等药物)，以及基础治疗以改善患者的全身状况。联合用药颇有讲究，联合的目的多数是为了增效，也有的是为了减轻主要药物的毒副作用。

治病用药从整体而言是必须早期用药，以免致病菌大量繁殖使病情加重，延时用药就会使治疗变得复杂和困难。用药时机还要参照人体生物钟来调整服药时间，有些药物适于白天使用，有的药物则以睡前服用效果更佳。"用药要及时，停药要适时"。长期用药者，对某些药物(如激素、抗癫痫药等)切忌"急刹车"，因为这样会导致"反跳现象"而使病情加重。

治病用药，也分全身用药和局部用药。静脉注射使药物随急流到达患病器官，经口服用使药物随胃肠吸收进入血液，舌下含药"抄近路"解除急症，局部用药"聚焦"患处发挥"功力"。不同的药物采用不同的方法，各有所长，患者根据药物的特点选用相应的用药方法是十分必要的。

思考与练习

一、名词解释

抗生素　　过敏反应　　药物依赖性

二、简答题

1. 抗感冒药的主要成分有哪些？
2. 多酶片不宜与哪些药物合用？
3. 有痰之咳应选用哪些止咳药？

三、论述题

1. 解热镇痛药的用药原则有哪些？
2. 安眠药合理用药的要点有哪些？

【实践课堂】

试分析下面案例中存在的不合理用药问题。

用药高烧，停药退烧

张同学二十多天前因发热、咳嗽、流鼻涕到门诊部就医，用了两天感冒药仍不见好，于是改用青霉素肌肉注射，打了三天针，虽然咳嗽、流鼻涕已见减轻，可体温反倒比前几天还高了。张同学和医生都很着急，于是改用先锋 4 号，并加退热剂口服；用药几天后，体温依然居高不下，只好以"发热待查"收留入院。入院后，主治医师改用先锋 6 号，但发烧仍旧不退，经 X 光、B 超检查，又作了血液培养，都没有发现异常。后来科主任查房时发现张同学身上有皮疹，嘱停用一切药物进行观察。停药两天后，张同学竟然退热，一切恢复正常。

随身课堂

大学生生理健康教育

微信扫天下　课程掌中观

第八章.PPT　　　第八章二维码内容.doc　　　第八章习题答案.docx

世界上只有一种英雄主义，那就是了解生命而且热爱生命的人。

——罗曼·罗兰

第九章　大学生的安全教育

本章学习目标

➤ 了解安全教育的意义，并激发大学生参加学习安全教育活动的积极性。

➤ 掌握大学生常见的安全教育的主要内容。

➤ 掌握如何预防意外伤害，及意外事故后的应对措施。

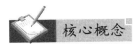

核心概念

安全教育（safety education）　意外伤害（Accidental injury）

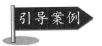

引导案例

火灾的危害

2008年5月5日，中央民族大学28号楼6层601一个女生宿舍发生火灾，着火后楼内到处弥漫着浓烟，6层的能见度更是不足10米。着火的宿舍楼可容纳学生3000余人。火灾发生时大部分学生都在楼内，所幸消防员及时赶到将千名学生紧急疏散，事故才没有造成人员伤亡。宿舍最初起火部位为物品摆放架上的接线板，当时该接线板插着两台可充电台灯，以及引出的另一接线板。该接线板部位因用电器插头连接不规范，且长时间充电，造成电器线路发生短路，火花引燃该接线板附近的布帘等可燃物，向上蔓延造成火灾。

(diangong.jdzj.com)

案例分析

近年来全国高校发生多起消防安全事故，学生宿舍、食堂、实验室是校园火灾的易发区，火灾原因主要是用火不慎，超负荷使用热得快、电褥子等电器设备以及吸烟等。呼吁大学生，在宿舍里要规范用电，不使用伪劣电器、大功率电器，不要随意开启楼道里的防火门，到了夏季点蚊香更要注意安全。同时，建议高校可以统一为学生采购合格的插线板等用电器具，定期检查学生宿舍，告诉学生禁用伪劣电器，并定期组织消防演习，提高学生自防、自救能力。

 学习指导

通过本章的学习，要求大学生理解安全教育的重要意义。熟练掌握一些简单实用的初级救护常识，掌握心肺复苏术，熟悉扭伤、擦伤、骨折、触电、溺水、晕厥、出血、蚊虫咬伤和烧烫伤等的处理方法。能在意外灾害和急症发生时，采取一些紧急自救、互救措施，挽救生命。

第一节　大学生安全教育概述

大学生正处于人生的最好年华，肩负着爱国、强国历史使命，不仅要学习现代科技知识，还要全面提高自己综合素质，使自己成长为服务国家和人民的人才。这一目标的顺利实现，必然要以安全作为保障。

随着高等教育改革和转型发展，大学生的生活空间、交流领域也不断拓宽。在校期间，大学生除了进行正常的学习、生活外，还需要走出学校参加各种的社会实践活动。如果缺乏必要的社会生活知识，尤其是安全知识，势必会导致各种安全问题的发生。因此，加强大学生的安全教育，增强安全意识，提高安全技能和自我防范能力，已迫在眉睫、刻不容缓。

一、安全教育的定义

无危为安，无损为全。安全是人类的整体与生存环境资源的和谐相处，互相不伤害，不存在危险的、危害的隐患。安全就是使人的身心健康免受外界因素影响的状态。

安全教育就是教育管理者通过一定的教育实践活动，使受教育者在突发状态下，具备应急、应变能力，安全防范防卫能力，以及法制观念、健康心理状态和抵御违法犯罪的能力。对大学生进行安全教育，是应对社会发展形势，确保校园乃至社会稳定的需要，是完善高等教育体系，提升大学生自身综合素质的需要。

意外伤害是指无意识的、意料之外的突发事件造成的人体健康损害，如交通事故、溺水、意外中毒、自然灾害等。

安全教育不但要使大学生掌握一般的国家安全、网络安全、交通安全、防火安全、防盗安全等方面常识，也要教育大学生遵纪守法，提高警惕，加强防范，珍爱生命，热爱生活，使安全教育真正融入德、智、体、美、劳全面教育之中。通过日常教育和演练，使学生在意外伤害到来时能在第一时间做出反应，不会手忙脚乱、不知所措。

二、安全教育的内容

为了提高安全教育的质量，我们国家 1996 年颁布《普通高等学校安全教育管理若干规定》，规定中明确指出"高等学校应将对学生进行安全教育作为一项经常性工作，纳入学校工作的重要议事日程"。此外，《高等教育法》《高等学校校园秩序管理若干规定》《普通高校学生安全教育管理暂行规定》等法规中，也都明确高校在大学生管理中的权利和义务。在《国务院关于实施国家突发公共事件总体应急预案》《应急管理科普宣教工作总体实施方案》《教育系统突发公共事件应急预案》等文件中，均提出了要广泛宣传应急法律法规和预防、避险、自救、互救、减灾等常识，增强大学生应对突发事件的意识、社会责任意识和自救、互救能力。

但对大学生进行安全知识调查问卷中，在安全意识和安全技能方面，70%以上学生包括老师不知道如何使用灭火器，42%学生曾在寝室或教室违规使用电器，53%学生对安全防范存在侥幸心理，90%的被调查人员对危险仅停留在报警、等待、旁观的层面，不知道更多的防范措施。所以安全教育内容不仅包括校园内的安全，如体育课中的运动伤害、各类摔伤、校园食堂食物中毒、寝室各类火灾、财物被盗、喝酒滋事、打架斗殴、自杀他杀以及各种自然灾害等；还包括校园外的安全事件，如溺水、雷电、交通事故、治安事件、恶性伤害、大学生校外实习遇到的意外等；以及安全技能教育和技能训练，如心肺复苏术、灭火栓的使用等。

(一)安全意识教育

安全教育从幼儿园到高中没有停止过，但是这些内容多学一遍，就加深一遍理解，加深一遍记忆，只有掌握了这些内容，安全意识才能时刻反应在头脑中。比如，为了避免交通事故的发生，就要自觉养成遵守交通法规的良好习惯，建立五个意识，即红绿灯意识、停车线意识、斑马线意识、靠右行意识、路权意识。有了这些交通安全意识，就能形成人人自觉遵守交通法规的局面。

各高校按照国家相关的法律法规，结合学校的具体实际，制定了一系列安全规章制度，如学生宿舍安全管理制度、实验室安全管理制度、网络安全管理制度、消防安全管理制度、校园治安管理制度，等等。实践证明，这些安全规章制度在维护学生的合法权益，保障学生的安全方面发挥了积极的作用。

(二)加强安全技能训练

1．自我保护技能

大学生要学习自我保护的技能，学会运用法律武器保护自身的合法权益不受侵犯。在遇到不法侵害时，应及时向公安保卫部门报警，以求得他们的帮助。在遇到抢劫、强奸、行凶、杀人等不法威胁时，应大胆采取正当防卫来保护自己和他人。我国法律规定，正当防卫不负刑事责任。当遭到不法侵害后，要教育学生应按照法律程序，依靠执法部门来处理。大学生如果遇到各种受伤害的事情或者自身难解决的困难时，一定要及时通知家人、老师，要相信亲人朋友是最关心你的人，不要因怕批评埋怨而隐瞒不报，这样会使伤害加剧，后果更加严重。

2．自我管理技能

大学生中独生子女较多，生活自理能力差，有的同学性情大大咧咧，人离不锁门、贵重物品不加妥善保管、随意丢放，导致钱物失窃，这不仅使学生遭受物质损失，而且直接影响到学生正常的学习和生活。所以要增强学生的安全防范意识，提高安全防范能力，加强自我物品管理技能。

教育学生自觉遵守学生宿舍安全管理规定，在宿舍内不存放大额现金，不擅自留宿外客，更不能丧失警惕，引狼入室。对形迹可疑的陌生人应提高警惕，不要轻信不熟悉的人。不要泄露自己银行卡密码，在宿舍或教室，学习、生活物品摆放都要规范，贵重物品要上锁，做到干净、整洁、规律，管理好自己的生活。

3．消防安全技能

当前大学生消防安全意识淡薄，缺乏必要的消防常识和自救逃生技能，有的学生遇到火灾发生时，惊慌失措，不知道如何报警，由于没有掌握简单救火常识，往往小火酿成大灾；也有的学生在火灾发生时，因缺乏自防自救的知识和能力，丧失了逃生的最佳时间，最终被火魔无情地吞噬。

组织大学生自觉遵守学校的消防安全管理规定，积极配合学校做好消防安全工作。大力普及消防安全知识，增强灭火技能和火灾发生时逃生、自救、互救本领。学校可采用消防知识讲座、举办消防运动会、图片展览、演示各种灭火器材的使用来讲解常见火灾的扑救方法和不同情况下的逃生自救方法，进行模拟消防训练，让学生熟悉防火、灭火的全过程，做到会报警、会使用灭火器材、会扑灭初起火灾、会疏散自救。

三、加强大学生安全教育的途径

(1) 学校采取有效措施，加强对大学生的宣传教育力度。学校可以通过微信公众号、宣传栏、广播、专题讲座、演讲、个案剖析、预防教育、组织学生参与安全管理等多种形式对学生进行安全教育。

(2) 教师充分发挥课堂教学的主渠道作用，由健康教育教师结合课程内容，利用典型事件和案例进行分析讲解教育。

(3) 辅导员在日常教育管理以及各种服务工作中，结合安全方面的内容，适时地对学生进行安全教育，从而形成对安全工作重要性的共识和公众舆论，以利于安全教育与教学活动，将课外实践以及管理和服务工作紧密结合起来，使学生安全教育得到广泛而充分的重视。

大学生安全教育与大学生学习、生活紧密相连，我们必须认真对待，把安全教育落到实处。使学生在认知、技能和行为三个层面树立安全意识，获得安全知识，学会在生活实践中应用安全知识和技能，养成规范的安全行为习惯。牢固树立"珍爱生命、安全第一"的理念。

第二节　大学生常见的意外伤害与处理办法

一、日常活动中意外伤害的处理

(一)扎刺的处理

大学生在日常学习、活动、运动过程中难免被花草的毛刺、木棍的刺、竹棍的毛刺等扎伤。

具体处理办法如下。

(1) 若竹刺、木刺扎入皮肤后，有一部分露出皮肤，有刺痛感，应立即顺刺的方向拔出，然后用 75% 的酒精消毒。

(2) 若不方便拔出，先将伤口用白开水或生理盐水清洗，然后用消毒过的针或镊子顺着扎刺的方向把刺全部挑、拔出来，不应有残留，并挤出淤血，随后再用 75% 酒精消毒伤口。

(3) 如果刺扎在了指甲里或难以拔除，应送医院处理。

(二)表皮擦伤的处理

学生在打球、奔跑、跳跃时不慎跌倒，很容易蹭破膝盖、胳膊肘，尤其是穿衣较少的夏季，更为常见。

具体处理办法如下。

(1) 如果伤口小而浅或仅擦伤表皮，可用凉开水洗净周围皮肤，再用凉开水冲洗伤口。如有泥沙等污物应彻底冲洗干净。如冲洗不掉，可用针挑出，以免污物留在皮肤里。清洁伤口后，用75％酒精由里到外消毒伤口周围皮肤，伤口表面涂紫药水、红药水或碘酊。

(2) 如伤口有少量出血，可用消毒纱布止血后再上药，擦伤的创面不必包扎，但注意避免沾水、尘土及其他脏物，以防止创面感染。

(3) 脸部的擦伤，需注意如有砂子、煤渣嵌入皮肤时，及时用软刷子刷洗创面，不能有渣屑留于皮肤内，一般不要涂抹紫药水。如果擦伤面较大，在面部创面清洁消毒后，敷上油纱布，再包扎好。

(4) 擦伤的伤口不适宜使用创可贴，应该消毒后让伤口自然暴露在空气中，以待愈合。这是因为，擦伤皮肤的创面比普通伤口大，再加上普通创可贴的吸水性和透气性不好，不利于创面分泌物及脓液的引流，反而有助于细菌的生长繁殖，容易引起伤口发炎，甚至导致溃疡。

(5) 如伤口较深且出血多，立即止血，可用消毒纱布将局部包扎压迫止血后，送医院进一步处理。

(三)手指挤伤的处理

手指经常被门、抽屉挤伤，症状轻时，会青紫淤血，严重时，可出现指甲脱落的现象，应及时处理。

具体处理办法如下。

(1) 若无破损，可用水冲洗，进行冷敷，以便减轻痛苦。疼痛难忍时，可将受伤的手指高举过心脏，缓解痛苦。

(2) 若有出血，应消毒、包扎、冷敷。

(3) 若指甲掀开或脱落，应立即去医院。

(四)切割伤的处理

切割伤，就是刀剪等有刃而锐利的工具造成的损伤。这种伤口比较整齐，多半是一道口子或切掉一块皮，出血较多。大学生在削苹果、做手工、各种手工操作的实践活动中难免会遇到受伤情况。

观察出血状况，动脉出血时，出血呈搏动性、喷射状，血液颜色鲜红，可在短时间内大量失血，造成生命危险；静脉出血时，出血缓缓不断外流，血液颜色紫红。这些可通过"指压"和"止血带"等应急措施临时止血，再送医院或请救护人员前来救治。

具体处理办法如下。

(1) 应立即用生理盐水清理伤口，75%酒精消毒，用干净布压迫包扎伤口，抬高伤肢，一般都能止血。如指趾尖出血，可用手紧捏指趾两侧根部，通过压迫血管来减少出血。

(2) 四肢伤口出血还可用加垫屈肢法止血。即在肘、膝等关节的屈侧放上棉垫，弯曲肢体，用布巾缚紧固定，也是通过压迫血管来减少出血。

(3) 指压止血是在伤口的上方，即近心端处，找到跳动的血管，用手指紧紧压住。需注意的是：此法仅能用于短时间控制血流，应随即采用"止血带"止血法。

止血带是具弹性的橡胶带(带与皮肤之间要垫上敷料)，亦可用宽度大于 3 厘米的布带、毛巾、领带等代替，绑扎上臂或大腿上、中 1/3 交界处(注意：绑扎上臂时不能过低，否则易损伤神经)，绑扎的松紧程度以伤口没有鲜血外流为度。此外，一定要在显著的部位标明上止血带的时间，每隔一小时松开止血带几分钟，再绑扎，以免引起肢体缺血性坏死。

(4) 伤口经初步止血后应马上转送医院治疗。

(五)扭伤的处理

大学生在运动时，或上下楼梯，不小心容易扭伤，拉伤。扭伤，是关节部位的猛烈扭转，撕裂拉伤了包裹在关节外面的关节囊、肌腱或韧带，多发生在脚踝、腰部、手腕等。扭伤的部位可出现青紫、肿痛和关节肿胀，活动受限。如果波及到腿，就会出现跛行。几天后伤处还会出现青肿。

具体处理办法如下。

(1) 无皮肤破损，可以将扭伤处垫高，采用冷敷、施压，然后用绷带将受伤关节紧扎起来，并限制关节活动，避免再出血。用两块毛巾浸泡在冷水中，交替使用，或用热水袋灌入 1/3～1/2 袋冷水，排出空气。要经常翻转，保证接触皮肤部位有凉感，达到冷敷的作用，因为在损伤的急性期即 24 小时内，皮下软组织周围的小血管会发生破裂。冷敷可减轻肿胀，同时用绷带包扎压迫扭伤部位，不仅保护和固定受伤关节，也可帮助减轻肿胀。在伤后 24 小时内，不可对患部做热敷。

(2) 受伤48 小时后,可用热水或热毛巾热敷患处,也可用加热的食醋浸泡受伤的脚踝(每天浸泡 2～3 次，每次浸泡 15 分钟)。并可在患处进行按摩，促使血液循环加速，肿胀消退，有条件的还可进行理疗。

(3) 一般 12 天后，肿胀与疼痛开始减轻，患肢也可以做些轻微活动。经过以上治疗以及相应的肢体锻炼，一般扭伤的肌肉和韧带都能痊愈，恢复到原来的状态。

(4) 腰部扭伤的病人应在硬板床上躺卧休息，如不见好转要送医院检查治疗。如果局部疼痛严重，或有其他异常情况，也应及时去医院诊治。

(六)皮下血肿的处理

皮下血肿多是在外力作用下皮下毛细血管破裂出血所致。因血液从毛细血管破裂处渗至皮下，所以在完整的皮肤上可以看到淤青。因皮下神经丰富，所以疼痛感明显。

具体处理办法如下。

(1) 观察受伤同学的面色、 四肢及全身损伤状况。立即用冷湿毛巾冷敷敷在血肿处，以减少皮下出血，也有助于止血。然后局部加压包扎，让其自然吸收，小血肿 1～2 周，大血肿 4～6 周即可吸收。

(2) 皮下血肿不能用手揉，越揉血肿越大，出血越多，疼痛越强烈。

(3) 如血肿发生在头部，且颅骨正常，血肿没有持续增大，精神如常，没有出现呕吐，可以先观察，否则应及时送医院就诊。

(七)骨折的处理

若撞伤后倒地，不要立刻爬起来，自己慢慢试着起来，并注意观察受伤部位，如腿部、脚等部位发生骨折，不能站立行走，以免骨折移位。

1. 具体的处理方法

(1) 前臂骨折：用一块从肘关节至手掌长度的木板，也可用一本 16 开书或杂志，放在伤肢外侧，以绷带或布条缠绕固定，注意留出指尖，然后用三角巾把前臂悬吊胸前。

(2) 上臂骨折：把长达肩峰至肘尖的衬垫木板或硬纸板，放在伤肢外侧，以绷带或布条缠绕固定，然后用三角巾把前臂悬吊胸前。

(3) 上肢骨折：如无固定器材，可利用躯干固定，将上臂用皮带或布带固定在胸部，并将伤侧衣襟角向外上反折，托起前臂后固定。

(4) 锁骨骨折：可用三角巾固定法，先在两腋下垫上大棉垫或布团，然后用两条三角巾的底边分别在两腋窝绕到肩前打结，再在背后将三角巾两个顶角拉紧打结。

(5) 肋骨骨折：可用多头带固定之，先在骨折处盖上大棉垫或折叠数层的布，然后嘱伤员呼气后屏息，将多头带在两侧胸部打结固定。

(6) 大腿骨折：用一块相当于从足跟至腋下长度的木板放在伤肢外侧，然后用 6～7 条布带扎紧固定。

(7) 小腿骨折：可用两块由大腿至足跟长的木板，分放于小腿内、外侧，或仅用一块木板放于大腿、小腿外侧，然后用绷带缠绕固定。

(8) 胸腰椎骨折：病人不宜站立或坐起，以免引起或加重脊髓损伤，抬动病人时不要让病人的躯干前屈，必须仰卧在担架或门板上运送。

(9) 颈椎骨折、脱位：患者头仰卧固定在正中位(不垫枕头)。两侧垫卷叠的衣服，防止颈部左右转动。勿要轻易搬动，否则有引起脊髓压迫的危险，发生四肢与躯干的高位截瘫，甚至死亡。

2. 伤病员的搬运

经过现场初步急救处理后，需要将伤员送到医院做进一步的检查和治疗。若现场找不到担架，而转运路程较近、病情较轻时，可以采用徒手搬运法。对病情较重、脊柱损伤的伤员，都不能使用此种方法。

徒手搬运法如下。

(1) 扶持法。对病情轻、能够站立行走的伤员，可采用此法，救护者站在伤员一侧，使伤员的一手臂架在救护者的肩部，救护者同侧的手牵其手腕；救护者的另一手臂越过伤员背部，手扶持其腋部，使伤员的身体略靠着救护者，扶着行走。

(2) 抱持法。救护者站于伤员一侧，一手托其背部，一手托其大腿，将其抱起，如伤员意识清楚，可让其一手抱住救护者的颈部。

(3) 背负法。救护者同向站在伤员前面，微弯背部，将病人背起，胸部创伤伤员不宜采用此法。

(4) 椅托式。两救护者对立，分别以一手握住对方的手腕，另一手臂架在对方的肩部，让伤员坐在互握手腕的手臂上，背靠在互架肩部的手臂上。

搬运时，救护者动作要轻巧、敏捷，避免震动，以减少伤员痛苦。搬运过程中，救护者要专心一致，耐心仔细，经常询问伤员，以了解病情。

担架搬运法如下。

(1) 当怀疑伤员存在脊柱骨折时，应原位固定伤员，伤员应被固定在硬木板担架上搬运，绝不可用帆布软担架抬运伤员。

(2) 两人或三人用手分别托住伤员的头、肩、臀和下肢，动作一致地将伤员托起，平放在硬板或门板担架上。绝不可一人抱头、一人抱脚的不一致搬动。

(3) 对颈椎损伤的伤员，要另有一人专门托着头部，并沿纵轴向上略加牵引。躺到木板上后，用沙袋或折好的衣物放在颈两侧加以固定。

(4) 脊柱骨折伤员搬运：骨折的脊椎骨容易损伤脊髓，应让伤员躺在硬板上运送。

(5) 病人有胸、腰椎骨折时，应使病人取俯卧位，胸部稍微垫高。

若同学们在野外山里遇到这种情况，那最好原地不动，打电话寻求帮助，若在市区内可打 120 电话求救。

二、动物伤害的处理

有的大学生喜欢饲养小狗、小猫、小兔、小鼠、各种昆虫等小动物，也有的大学生定期给流浪的猫、狗喂食。有的同学外出游玩时，会发生被动物或昆虫咬伤、蜇伤的事故，常见的动物、昆虫伤害有蚊虫叮咬、犬咬伤、猫挠伤、蛇咬伤、蜈蚣咬伤、黄蜂蜇伤、蜜蜂蜇伤、鼠咬伤等。

(一)犬咬伤的处理

人被健康犬咬伤，仅为一般的外伤，不甚严重。但是，若被患狂犬病的犬(疯狗)咬伤，则狂犬病毒进入人体，有被传染狂犬病的可能。

狂犬病乃狂犬病毒所致的急性传染病，人兽共患，多见于犬、狼、猫等肉食动物，人多因被病兽咬伤而感染。临床表现为特有的恐水、怕风、咽肌痉挛、进行性瘫痪等。因恐水症状比较突出，故本病又名恐水症。

动物通过互相间的撕咬也传播病毒，我国的狂犬病主要由犬传播，家犬可以成为无症状携带者，所以表面"健康"的犬对人的健康危害很大。对于狂犬病，尚缺乏有效的治疗手段，人患狂犬病后的病死率接近 100%，患者一般于 3～6 日内死于呼吸或循环衰竭，故应加强预防措施。

1. 管理传染源

对家庭饲养动物进行免疫接种，管理流浪动物。对可疑因狂犬病死亡的动物，应取其脑组织进行检查，并将其焚毁或深埋，切不可剥皮或食用。

2. 正确处理伤口

被动物咬伤或抓伤后，应立即用 20%的肥皂水反复冲洗伤口，伤口较深者需用导管伸入，以肥皂水持续灌注清洗，力求去除狗涎，挤出污血。一般不缝合包扎伤口，必要时使用抗菌药物，伤口深时还要使用破伤风抗毒素。

3. 接种狂犬病疫苗

若怀疑或确认为狂犬咬伤，创面应扩创，并用 1∶5000 高锰酸钾溶液或双氧水冲洗。凡属被可疑病犬咬伤，被咬人都应注射狂犬病疫苗。按照使用说明书注射疫苗，从注射之日起，在 第 3 天、第 7 天、第 14 天、第 30 天，各注射 1 针，共注射 5 针。在注射疫苗期间，应注意不要让喝浓茶、咖啡，也不要吃有刺激性的食物，诸如辣椒、葱、大蒜等。同时要避免受凉、剧烈运动或过度疲劳，防止感冒。

(二)猫抓挠的处理

人通过猫传染上狂犬病的唯一途径就是被正在发病的病猫咬了很深的伤口，见血才有可能。若是被病猫咬伤，只能通过注射狂犬疫苗进行预防。

还有可能患上猫爪病，主要通过猫等家畜的接触或抓、咬破皮肤所引起。其病原体可从被咬患者血液、淋巴结脓液和原发皮肤损害处分离培养出一种菌，即汉赛巴通体。

猫抓病的潜伏期一般为 2～6 周。抓伤或咬伤处皮肤有炎症、疼痛，并可化脓；局部淋巴结肿大、压痛，少数病人淋巴结化脓，并可破溃形成窦道；亦可有全身淋巴结轻度肿大和脾肿大；约 1/3 病人可出现发热，体温在 38～41℃，伴有头痛、全身不适等；少数病人于病后 3～10 天出现充血性斑丘疹、结节性或多形性红斑；部分病人有结膜炎和结膜肉芽肿，伴有耳前淋巴结肿大，称为帕里诺氏眼—淋巴结综合征；病人也可发生脑炎、脑膜炎、脊髓炎、多发性神经炎、血小板减少性紫癜、骨髓炎等；末梢血白细胞总数及中性粒细胞轻度增高，血沉增快。有被猫抓伤或咬伤史；抓伤处皮肤发炎和化脓，局部淋巴结肿大和发热等典型临床表现；汉格—罗斯皮肤试验阳性；淋巴结活体检查，出现网状细胞增生和坏死性肉芽肿病变，即可诊断该病。

具体的处理方法如下。

(1) 被猫抓伤后，立即用碘酒或酒精外用消毒处理，并定期观察局部淋巴结。

(2) 约有 10%的宠物猫及 33%的流浪猫血液中携带此病病菌，并在猫之间通过跳蚤传播。建议慢性病患者与免疫力低下者最好不要养宠物，避免被动物咬、抓伤。

(3) 尤其在春季动物发情时，尽量少刺激动物，以免造成不必要的伤害。万一不幸被咬、抓伤，应及时去医院注射狂犬疫苗。

(4) 提醒大学生不要随意逗弄校园内的猫、狗等小动物，不要轻易带陌生的小动物回寝室饲养。

(三)蚊虫叮咬的处理

蚊子叮咬在夏天是寻常事，蚊子是刺吸式口器，用它六支针状的口器刺入人的皮肤，吸食血液，同时蚊子还会放出含有抗凝血剂的唾液来防止血液凝结，这样它就能吃饱喝足，再飘然离去，留下的就是一个痒痒的肿包，那是蚊虫叮咬后释放的乙酸刺激皮肤的结果。叮咬后要注意避免过分挠抓，否则特别容易发生感染。蚊子叮咬还可以传播疾病，如疟疾、丝虫病、流行性乙型脑炎等。

蚊子的触角里有一个受热体，它对温度十分敏感，只要有一点温差变化，便能立即察觉到，流汗的人肌体散热快，会对蚊子产生吸引力。人体出汗、呼吸散发出的气味有强烈的诱蚊作用。孩子一般比较好动，代谢旺盛，引起蚊子叮咬的可能性也就更高。深色衣服的吸热能力强，蚊子又喜欢叮咬体温较高的人。有的同学说蚊子喜欢 O 型血或 B 型血的人，或吃些维生素 B_2，蚊子就不会叮咬，这是缺少科学依据的，不要轻信。

总的来说，小孩、孕妇、活力四射的青年人更容易被叮咬，新陈代谢旺盛的人更对蚊子的胃口。

具体的处理方法如下。

(1) 夏天注意保护措施。最好多准备一些防蚊用品，如蚊香、防蚊液、蚊帐等。睡前检查蚊帐里有没有蚊子潜伏进去。

(2) 运动后应该尽快洗澡，以保持皮肤清爽。户外运动最好穿着白色衣服。如果日常活动场所内的蚊子较多，应身着长袖衣服。衣服的功能主要是用来遮掩汗液等皮肤分泌物的气味，让蚊子无法追踪而来。

(3) 蚊虫叮咬后，由于抓挠会出现红肿过敏等症状。不要使用皮炎平一类的激素性药物，一旦使用将会给创面带来色素沉淀，并可能导致创面出现皮肤萎缩、继发感染等症状。

(4) 夏天不要因为嫌热而不穿袜子，这样会使汗水气味快速挥发，把蚊子招引过来。

(四)蜂蜇后的处理

大部分蜜蜂蜇伤可出现疼痛、局部皮肤红肿、瘙痒，但不会对人产生很大的危害。蜂蜇伤对人体的影响主要是蜂尾的毒刺或毒液进入皮肤引起的反应，表现为大片状浮肿性红斑，中央常可见淤点、丘疹或水疱。轻者局部有灼热、刺痛及瘙痒感，几天后即可消退；重者可引起呼吸困难、哮喘等；若头面部多处被蜂蜇刺，则可引起中毒性休克，甚至死亡。

具体的处理方法如下。

(1) 少数同学被蜇伤后会出现过敏反应，需要紧急治疗。需要急救的急症症状包括呼吸困难，出现伴有伤痕的广泛分布的皮疹，头晕眼花或晕厥感，出现休克症状，需要做急救处理后，再送往医院。

(2) 被蜜蜂蜇伤，要检查皮肤内是否留有蜂刺。如果有的话，应用指甲刀或是镊子把蜂刺夹出来。夹的过程动作一定要轻，以免把毒囊挤破。

(3) 不同蜂的毒液性质不同，黄蜂(马蜂)的毒液呈碱性，应在伤口涂酸性液体，如食醋；蜜蜂的毒液呈酸性，伤口应涂碱性溶液，如淡碱水、氨水等。为缓解蜇伤部位的肿胀和瘙痒等症状，可在蜇伤部位的周围涂些医用酒精或少许抗组胺软膏。注意不要用花露水，因其非但没有消炎作用，还会刺激伤口。也可以把一块浸透冰冷水的纱布拧干，敷在被蜇咬或是叮咬的部位，缓解疼痛。

(五)蚂蟥叮咬的处理(见本章末二维码)

(六)毒蛇咬伤的处理(见本章末二维码)

三、水、电、火意外的处理

(一)溺水的处理

溺水是 1～14 岁儿童意外死亡的第一大原因，但大学生中也时有发生，原因多种：同学结伴私自到不是正规的戏水水域、河边玩耍，不了解水域情况造成溺水的；还有失足落水造成溺水的；或者单独游泳、滑冰、捕鱼，或从事水上娱乐造成溺水的；也有游泳时间过久，体力透支，或水温过低导致抽筋；以及突发心脏病、脑血管病等引起溺水等。

具体的处理方法如下。

(1) 溺水者被救上岸后，立刻撬开其牙齿，用手指清除口腔和鼻腔内杂物，再用手掌迅速连续击打其肩后背部，让其呼吸道畅通，并确保舌头不会向后堵住呼吸通道。

(2) 由于溺水者呼吸道、消化道大量进水，应迅速进行倒水动作。

方法一：抢救者单腿跪地，另一腿屈起，将溺水者俯卧置于屈起的大腿上，使其头足下垂。然后颤动大腿或压迫其背部，使其呼吸道内积水倾出。

方法二：将溺水者俯卧置于抢救者肩部，使其头足下垂，抢救者作跑动姿态就可倾出其呼吸道内积水。清理积水的同时，先要用手清除溺水者的咽部和鼻腔里的泥沙及污物，以保持呼吸道畅通。注意倾水的时间不宜过长，以免延误心肺复苏。

(3) 若呼吸浅促不规则甚至停止者，应立即实施人工呼吸。为利于积水排出，亦可行俯卧压背法，即使溺水者俯卧位，抢救者按压病人的背部。

心跳停止者则应立即同时进行心肺复苏术，抢救过程至少应持续45分钟以上。一旦呼吸心跳恢复，则应设法送至医院进一步观察治疗。

为避免溺水的发生，游泳活动最好能有组织地进行。身体不适或过度疲劳不宜下水。下水前一定要充分做好准备活动。不熟水性的同学不宜去水流湍急的江河或水下地形不熟的水域游泳。

(二)触电的处理

大学生在学校课堂上、生活中难免会发生触电现象：可能是没按安全用电规则操作；可能是实验设备老化，出现漏电现象；可能雨天在高压线，变压器、大树下避雨停留；阴雨天在室外玩手机，打电话等，这样做也很容易触电。

人接触电流后，轻者手指、手臂发麻，过一会就好了。重者当即发生头晕、心悸、四肢无力、惊慌呆滞、面色苍白、肌肉收缩。更有甚者出现昏迷、持续抽搐、心脏停搏和呼吸停止等。高电压(闪电)还可引起电热灼伤。

具体的处理方法如下。

(1) 为了防止触电事故的发生，我们要掌握电的知识，严格遵守操作规程，安全用电。看到落在地上或垂在半空的电线时，一定要绕行。在寝室时千万不要用湿手直接去开灯、关灯或接触其他电源开关。千万不能用手指、小刀和钢笔去触、插、捅多用插座，那样是非常危险的。不要在电线上晾晒衣物。

(2) 立即切断电源，抢救人员要保护好自己。

如果电源开关找不到，不要把时间浪费在找开关上，要迅速找一个干木棍或其他不导电的物品，把触电者和电器电线分开，也可拿干布或绳子把触电者拉开。切记，千万不要用手直接去拉电线或触电者，不然自己也会触电。

(三)雷电袭击的处理

大学生在室外，难免遇到雷雨天，对于雷雨大风和冰雹等强对流天气，雷击伤亡事件也时有发生。

具体的处理方法如下。

(1) 发生强对流天气时，如果在室外，应立即寻找庇护所，如装有避雷针的、钢架的或钢盘的混凝土建筑物；作为避雷场所，具有完整金属车厢的车辆也可以利用；如找不到合适的避雷场所时，应尽量降低重心和减少人体与地面的接触面积，可蹲下，双脚并拢，手放膝上，身向前屈，千万不要躺在地上、壕沟或土坑里，若披上雨衣，防雷效果更好。

(2) 切记，如果在野外，千万不要靠近空旷地带或山顶上的孤树，这里最易受到雷击；不要待在开阔的水域和小船上；不要待在高树林的边缘，电线、旗杆的周围和干草堆、帐篷等无避雷设备的高大物体附近，铁轨、长金属栏杆和其他庞大的金属物体近旁，山顶、制高点等场所也不能停留。另外，在野外的人群，无论是运动的，还是静止的，都应拉开几米的距离，不要挤在一起，也可躲在较大的山洞里。

(3) 雷电期间，最好不要骑马、骑自行车和摩托车；不要携带金属物体在露天行走；不要靠近避雷设备的任何部分；不要打手机(打手机本身不会引雷，但雷雨天不要站在最高处打)。

(4) 当头发竖起或皮肤发生颤动时，可能要发生雷击了，要立即倒在地上。受到雷击的人可能被烧伤或严重休克，但身上并不带电，可以安全地加以处理。

(5) 如有强雷鸣闪电时正巧在家里，建议无特殊需要，不要冒险外出；将门窗关闭；尽量不要使用设有外接天线的收音机和电视机，不要接打电话。

(6) 如发现有人被雷击倒，应让雷击者仰卧在地，不断地做人工呼吸和胸外按摩术，直到心跳、呼吸正常为止。注意：被雷击中的人往往会出现假死现象，所以千万不要放弃急救。在未证实患者已经死亡之前，不应停止人工呼吸和胸外按摩术，并及时通知医生前来抢救。

(四)烧烫伤的处理

烧烫伤常由于火焰、开水、蒸气或强酸、强碱等作用于人体而引起的。

1. 烫伤

大学生在学校打热水、开水壶摆放不当或使用热水袋等原因造成烫伤，不要惊慌失措，立即根据不同情况，采取有效措施进行现场救助。

具体的处理方法如下。

(1) 轻度烫伤与紧急处理：如果是皮肤表面的烫伤，皮肤会红肿刺痛，能够做好紧急处理，不会留下任何伤痕。先用冷水冲洗烫伤部位20分钟左右，以缓解疼痛，减弱红肿程度，防止形成水泡。如果水泡已经形成，不要弄破，也不要涂抹任何药膏或药水，可在上面置一块清洁、无绒毛的纱布之后用抗生素药膏涂抹，以免受到感染。

(2) 中度烫伤与紧急处理：皮肤不仅红肿还会起水泡，皮肤破裂溃烂，露出真皮并渗出血液及其他液体，这种程度的烫伤非常疼痛，有时会因为神经坏死而感觉不到疼痛，如果直接用清水冲洗反而会加重伤势。应将患部放入盛有冰水的盆中，使用流动自来水进行冷却，20～30分钟后即可舒缓疼痛，并可防止皮肤深层组织受到破坏。

(3) 重度烫伤与紧急处理：重度烫伤深及皮下组织，皮肤会变干硬、变白，甚至呈焦黑色，这时已感觉不到疼痛。处理这种程度的烫伤，要十分小心地去除衣物，不要碰到烫伤的皮肤，可用剪刀把衣服剪开慢慢取下，用冷水浸泡或用浸透冷水的被单、毛巾敷在烫伤处，注意不要摩擦皮肤，以免擦破患处发生溃烂继发感染，然后立即送医院急救治疗。

2．烧伤(见本章末二维码)

四、异物入体的处理

(一)眼内异物

学生眼内异物最为多见的是小沙粒、小飞虫等东西。异物入眼后，可粘在眼结膜的表面，进入睑结膜囊内，也有的则嵌在角膜上。对于不同的情况，应采用不同的方法。

具体的处理方法如下。

(1) 让迷眼睛的同学轻轻闭上眼睛，切不可揉搓眼睛，以免损伤角膜。让同伴清洁双手后，方可帮他处理。沙粒粘在眼结膜表面时，可用干净柔软的手绢或棉签，轻轻拭去。若嵌入眼睑结膜囊内，则需要翻开眼皮方能拭去，翻上眼皮的方法是：让迷眼睛的同学向下看，用拇指和食指捏住他的眼皮，轻轻向上翻即可。

(2) 若运用以上方法也不能取出异物，仍感极度不适，有可能是角膜异物，应立即去医院治疗。平时应注意培养学生形成爱护眼睛的意识，定时做眼保健操，大风天带镜子保护眼睛。

(二)气管异物

大学生吃饭时打闹、说笑，常常会出现气管、支气管异物，或者吃鱼时不小心，也容易出现鱼刺扎到嗓子的现象。气管有异物时，会出现呛咳、吸气性呼吸困难、憋气、面色青紫等现象，此时情况紧急，应立即加以处理。

具体的处理方法如下。

(1) 如果是食物堵塞气道，可以咳嗽，如不能咳出，就要送医院；如果是尖锐的物品堵塞气道，不要使劲咳嗽，以免扎破柔软的组织，应立即送医院处理。

(2) 海姆立克急救法步骤。

① 救护者站在被救护者后面，双手从腋下穿过去，右手握拳。

② 找到肋骨交叉的地方和肚脐连线的中间位置，将拇指的关节放在这个位置上，左手托住右手，以向内向上的方向连击五次。

③ 观察嘴里有没有异物，如果有的话就取出来，没有就接着重复这个过程。

(三)外耳道异物

外耳道异物一般分为两种，一种是非生物异物，如幼儿玩耍时塞入的小石块、纽扣、豆类等；另一种是生物异物，如小昆虫等。

具体的处理方法如下。

(1) 外耳道异物属非生物异物和水时，可用倾斜头、单腿跳跃的动作，将物品跳出。若无效，应上医院处理。切不可用镊子夹，否则易损伤外耳道及鼓膜。

(2) 若外耳道异物为小昆虫，可用强光接近外耳道，或吹入香烟的烟雾将小虫引出来。若不见效，应立即上医院。

(四)咽部异物

咽部异物以鱼刺、骨头渣、瓜子壳、枣核等较为多见。

具体的处理方法如下。

(1) 异物扎在扁桃体、咽后壁或舌根，有时用压舌板压住舌头就可以看到，可轻轻用镊子拔出。但卡在下咽部的异物，就必须用特殊的检查方法才能看到，千万不要用吞饭团、吞馒头、喝醋的方法往下压，因为这样可能把刺压入组织深部，引起深部组织化脓感染。

(2) 尖锐的异物用力下压时，有可能刺伤咽部大血管，引起出血，最好的办法是到医院，请医生用特制的钳子，在喉镜下将异物取出。

(五)鼻腔异物

大学生由于吃饭时说笑打闹很容易使饭粒呛入鼻中，这不仅会影响呼吸，还会引起鼻腔炎症，甚至引起气管异物。

具体的处理方法如下。

(1) 冷静处理，可通过咳嗽反射及时嗑出异物。

(2) 深吸一口气，用手堵住无异物的一侧鼻子，用力擤鼻，异物也可排除。

(3) 也可用纸捻刺激鼻腔产生喷嚏反射，喷出异物。若还不舒服，就及时去医院。

五、鼻出血的简单处理

大学生由于学习压力大，鼻出血是一种常见症状。鼻出血大多发生在鼻腔前方，如果抬头血就会流到鼻腔后方、口腔、气管甚至肺部。如果把血都咽下去，还可能会引起胃部不适。同时医生也无法估计出血量，不利于治疗。

具体处理方法如下。

(1) 当鼻子出血时，要低头止血，用手指捏住鼻翼两侧，大约 4～8 分钟可以止血。

(2) 如果经常鼻出血，并伴有其他症状，如发热、鼻塞，要及时到医院检查，排除患血液性疾病的可能。

六、晕厥的处理

晕厥是指一种急起而又短暂的意识丧失过程。晕厥的发生，一般先有心慌、头晕、恶心、面色苍白、眼前发黑、全身发软等先兆症状。随即意识丧失，昏倒在地。倒地后多可迅速恢复知觉，同时伴有四肢无力，面色苍白，出冷汗等。休息片刻后多可恢复。

(一)大学生中发生晕厥的常见原因

(1) 反射性晕厥，如疼痛、紧张、恐惧、悲哀、闷热等引起的晕厥。

(2) 心源性晕厥(多见于心律失常)。

(3) 脑原性晕厥。

(4) 其他原因引起的晕厥，如低血糖，急性失血、失水，或因平卧及下蹲后起立过快，或因排尿，或因衣领过紧，或因剧烈运动，等等。

(二)晕厥的具体处理方法

(1) 晕厥发生时，首先应观察其脉搏或心跳以及有无其他伴随症状，如尖叫、牙关紧闭、口吐白沫等，以排除猝死、癫痫等其他疾病。

(2) 晕厥发生后，应迅速使患者移至空气流通处，头低位平卧(脑后不要垫枕头)，大多即可恢复。

(3) 指掐人中穴(鼻唇沟上 1/3，下 2/3 处)，针刺人中穴、十宣穴(即十指尖端，甲下约3mm)，针灸百会穴(两耳尖直上头顶正中)等，可有助于知觉恢复。

(4) 如果是因为注射或针灸所致者应立即出针；衣领过紧的应立即解开衣领并避免穿领子过紧的衣服；有直立性低血压者，平卧或下蹲后起立要慢，避免骤然改变体位，不要穿弹性长裤或紧身牛仔裤；心源性晕厥应治疗心律不齐；低血糖的可静脉推注 50%葡萄糖液或口服热糖开水；因痛经所致者应治疗痛经；因失血所致者应查找失血原因予以止血或输血，失水者应予补液等。

晕厥的发生多与身体素质较差、机体代偿能力不完善有关，因此加强体育锻炼，增强身体素质十分重要，同时要注意饮食营养以及保证足够的睡眠时间。

第三节　应对突发事件技能训练

一、应对火灾的技能训练

(一)灭火器的类型

灭火器的种类很多，按其移动方式可分为手提式和推车式；按驱动灭火剂的动力来源可分为储气瓶式、储压式、化学反应式；按所充装的灭火剂则又可分为泡沫、干粉、卤代烷、二氧化碳、酸碱、清水等。

(二)火灾的种类和灭火器的选用

1. 各类火灾所适用的灭火器

A 类，指含碳固体火灾。可选用清水灭火器，泡沫灭火器，磷酸铵干粉灭火器(ABC 干粉灭火器)。

B 类，指可燃液体火灾。可选用干粉灭火器(ABC 干粉灭火器)，二氧化碳灭火器。泡沫灭火器只适用于油类火灾，而不适用于极性溶剂火灾。

C 类，指可燃气体火灾。可选用干粉灭火器(ABC 干粉灭火器)，二氧化碳灭火器。易发生上述三类火灾部位一般配备 ABC 干粉灭火器，配备数量可根据部位面积而定。一般危险性场所按每 75 平方米一具计算，每具重量为 4 公斤。4 具为一组，配有一个器材架。危险性地区或轻危险性地区可适量增减。

D 类，指金属火灾，目前尚无有效灭火器，一般可用沙土。

E 类，指带电燃烧的火灾。可选用干粉灭火器(ABC 干粉灭火器)，二氧化碳灭火器。

2. 灭火器的使用方法

学校教学楼、宿舍楼道里放置备用的通常都是干粉灭火器(MFZ)。干粉灭火器按重量分为：2～3kg，有效射程距离 2.5m；4～5kg，射程为 4m，时间 8～9 秒；8kg，射程为 5m，时间 12 秒；35～50kg 推车，有效射程为 8m，时间 20 秒；70kg 推车，射程 9m，时间 25 秒。

(1) 使用时，用手握住灭火器的提环，平稳、快捷地提往火场，注意不要横扛、横抱、横拿。

(2) 灭火时，一手握住提环，另一手握住筒身的底边，将灭火器颠倒过来，用力摇晃几下，防止灭火剂凝固或未充分混合，拉开铅销、保险环，然后喷嘴对准火源，压下压把，即可灭火。

3．使用灭火器注意事项

(1) 不要将灭火器的盖与底对着人体，防止盖、底弹出伤人。

(2) 不要与水同时喷射，以免影响灭火效果。

(3) 扑灭电器火灾时，尽量先切断电源，防止人员触电。

(4) 灭火时，人员应站在上风处。离火源处 2～5m 距离。

(5) 持喷筒的手应握在胶质喷管处，防止冻伤。

(6) 室内使用后，应加强通风。

4．灭火基本方法

(1) 冷却灭火法。用水或灭火剂扑灭燃烧物。

(2) 隔离灭火法。将燃烧物与附近可燃物隔离。适用于扑救多种固体、液体和气体火灾。

(3) 窒息灭火法。采取适当措施阻止空气进入燃烧区，可用打湿的棉被、麻袋、黄沙等阻燃。

(4) 抑制灭火法。也称化学中断法，就是使灭火剂参与到燃烧反应历程中，使燃烧过程中产生的游离基消失，而形成稳定分子或低活性游离基，使燃烧反应停止，如干粉灭火剂灭气体火灾。

(三)火灾的互救和自救

1．火灾时的组织扑救

(1) 发生火灾后，使用灭火器及时地扑救初起火灾，是避免火灾蔓延、扩大和造成更大损失。同时，一旦发现火警，应立即向消防部门及时报警，万万不可指望灭火器扑灭火灾而不向消防队报警，因为灭火器的扑救面积和能力是有限的，只能扑救初起的火灾。火灾发生后，一般蔓延都比较快，推迟了报警时间，贻误了灭火战机，势必会造成更大的损失。

(2) 根据火场的具体情况，可采用冷却法、隔离法、窒息法、抑制法四种方法灭火。

(3) 电器设备发生火灾，必须切断电源。

(4) 如有人被大火围困，要坚持救人第一的原则，在确保自身安全的情况下，采取各项措施，利用各种条件进行人员疏散和紧急抢救。

(5) 火灾可能危及其他物资安全时，必须组织人员对物资进行紧急疏散。

(6) 消防队到达火场后，在场人员应及时向指挥员介绍已查明的火场情况，如燃烧的物质、有无人员被火围困、灭火中要注意什么等。同时，在火场的扑救人员必须服从消防指挥员的领导，积极配合，协同作战，共同扑救火灾。

(7) 火灾扑灭后，都必须保护好火灾现场，未经消防机关许可，不得自行处理火场，以便调查原因与损失情况。

2. 火灾时的自救方法

(1) 必须坚定自救意识，冷静观察，采取可行的措施进行疏散自救。

(2) 如人员较多或能见度很差时，应在熟悉疏散通道人员的带领下尽快撤离。

(3) 可用湿毛巾等捂住嘴、鼻，采取低姿势行走或匍匐穿过浓烟，迅速撤出烟雾区。

(4) 高层建筑着火时，疏散较为困难，因此更要保持冷静。首先要观察从哪里可以疏散逃生，并且要大声呼叫和提醒其他人及时疏散，疏散时要按照出口指定标志从安全通道撤出，切勿盲目乱窜或奔向电梯，因发生火灾时电梯将紧急停止运行。

(5) 一旦人身着火，可就地打滚或用厚层衣服、湿麻袋、毯子等把身上的火压灭，切不可奔跑。

(6) 当楼梯被烟火封闭时，可选择通过窗户、阳台逃往相邻的建筑物，或寻找没有着火的房间，或将门窗封闭，防止烟火入侵。如不能开门逃出，就将门缝塞严，泼水降温，呼救待援。

(7) 火灾袭来时要迅速疏散逃生，不要贪恋财物。

二、人工呼吸和心肺复苏技术训练

心肺复苏技术，是用于呼吸和心跳突然停止、意识丧失病人的一种现场急救方法。

大学生如果想在突发事件面前挺身而出去帮助别人，需要去所在地的红十字会报名参加《现场急救及护理知识》培训班，培训内容包含徒手心肺复苏及创伤急救基本技术(止血、包扎、固定、搬运)，通过考核之后，可以首先获得初级急救员证，这种证书有效期 2 年。这样就可以作为志愿者，在他人需要帮助的时候伸出援手。如果没有急救证的同学，遇到休克、昏厥的现象，在保障自身安全的情况下，只能做力所能及的帮助，如报警、寻找家人等。

在生命遇到危险的时候，时间就是生命，心肺复苏的"黄金 8 分钟"，需要早评估病情、早呼救、早到达，心搏骤停的严重后果是以秒计算的。人的大脑很脆弱。血液在血管里面不断流动，通过心脏的节律性收缩，把血射出去，顺着血管供应到身体各个器官，不断循环。一旦心脏停止跳动，全身的血液会停滞，全身的各器官会停止血供氧供，其中以大脑的表现最为突出。大脑给的时间很少很少，10 秒会意识丧失、突然倒地；30 秒"阿斯综合征"(阿斯综合征是指任何原因的心排出量突然锐减而引起的急性脑缺血综合征) 会发作；60 秒自主呼吸逐渐停止；3 分钟开始出现脑水肿；6 分钟开始出现脑细胞死亡；8 分钟会出现"脑死亡"。救护车，多半10分钟左右才能到场，所以在现场的人很重要，一切抢救措施都是为了脑复苏。

(一)人工呼吸

人工呼吸是根据呼吸运动的原理，用外力使胸廓扩大或缩小，引起肺被动地舒张或收缩，以帮助病人恢复呼吸。人工呼吸的方法有口对口吹气法、俯卧背压法、仰卧压胸法等。口对口吹气法的方法简便、效果好，使用比较广泛。

1．人工呼吸前期准备

(1) 轻拍重唤：轻拍患者的双肩或靠近患者耳旁呼叫"喂，你怎么了！"如果患者没反应，就要准备急救，如图9-1所示。

(2) 摆体位：摆放为仰卧位，放在地面或质地较硬的平面上(千万不可以放在沙发，草坪及软质的东西上)，如图9-2所示。

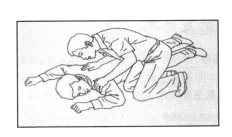

图9-1　轻拍重唤

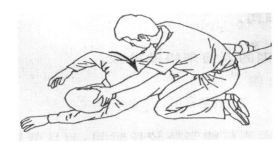

图9-2　摆体位

(3) 清除异物：清除口腔内的异物，如淤泥、假牙、口香糖、槟榔等异物，如图9-3所示。

(4) 开放通道：患者意识丧失时，舌后坠，可将呼吸道阻塞，如图9-4所示。应该压头抬颏，舌和会厌会抬举，解除阻塞，如图9-5所示。

(5) 判断呼吸：压头抬颏后，随即将耳贴近患者嘴鼻，眼看胸部有无起伏，耳听鼻部有无气流，面部感受有无气息，若没有胸部起伏、气息、气流，感觉没有呼吸，即可进行人工呼吸，这些判断需要在 10 秒内完成，如图9-6所示。

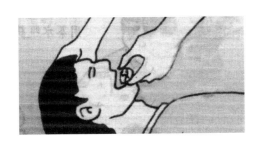

图9-3　清除异物

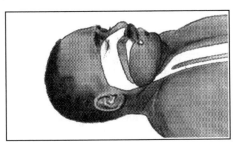

图9-4　舌后坠状态

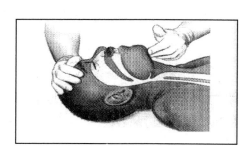

图 9-5　开放通道

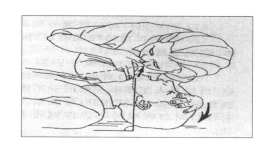

图 9-6　判断呼吸

2．人工呼吸具体操作

(1) 用拇指与食指捏紧患者的鼻翼，捏住鼻孔。

(2) 抢救者深吸气、口包口(要把病人的口部完全包住)，要密闭，缓慢用力向病人口内吹气，缓慢吹气会扩张萎缩的肺，减小胃膨胀，膈上升、防止食物反流误吸。吹入气体量为 700~1100ml，吹气时间 1～2 秒。一次吹气完毕后，松鼻、离唇、眼视胸部，停顿 4 秒进行第二次。人工呼吸每分钟 14～18 次。

(3) 人工呼吸有效标准：能自主进行呼吸。

3．注意事项

(1) 口对口人工呼吸时，可在患者口上垫一层纱布，不要漏气，吹气力量要足。

(2) 每次吹气量不要过大。若吹气量过大，可能造成胃内充气，导致食物反流。

(3) 对儿童施行人工呼吸时，应根据儿童年龄控制吹气的力量，避免用力过大而损伤肺泡。

(二)胸外心脏按压

胸外心脏按压形成人工循环是心搏骤停后唯一有效的方法。建立人工循环的方法有胸外心脏按压及开胸心脏按压。在现场急救中，只能应用胸外按压术，开胸心脏按压只适用于医院内，由专业人员操作。

胸外心脏按压法的基本原理是：当用力按压胸骨下部时，使胸骨下陷 4～5 厘米，从而压迫心脏，压出心脏中的血液；下压力量解除时，胸骨抬起，恢复到原来的位置，胸腔形成负压，静脉血回流到心脏。反复挤压，使血液流通。

人工呼吸不见效果时，只有采用胸外心脏按压。

1．胸外心脏按压前期准备

(1) 找到颈动脉：颈动脉是大血管，位置靠近心脏，容易反映心搏的情况。而且颈部暴露，便于迅速触摸。颈动脉位于喉结外侧 2～3 厘米处，可以顺着耳朵下缘向前，摸到颈动脉，看看有没有搏动，如图 9-7 所示。

（2）了解心脏位置：看模型了解心脏与胸骨的位置关系，胸腔是由胸椎、肋骨、胸骨围成的腔，保护重要器官心和肺。在心脏骤停的情况下，按压心脏，让人为的外力使心脏收缩舒张，如图9-8所示。

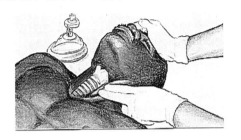

图9-7　找到颈动脉

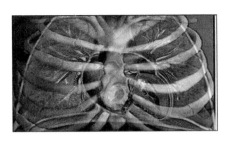

图9-8　了解心脏位置

（3）找到按压点：沿肋骨缘向上滑到胸骨底部，即剑突上2横指的地方，如图9-9所示。简单寻找按压点的方法就是位于两乳头之间，如图9-10所示。

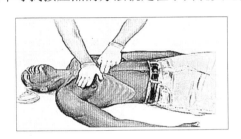

图9-9　找到按压点

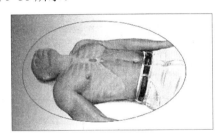

图9-10　按压点位置

2．胸外心脏按压的操作方法。

（1）患者仰卧在硬质的木板上或坚实平坦的地方，以免因垫卧物柔软而抵消了按压的力量。

（2）救护人站在患者的左侧，正确的按压方法是双手重叠、十指交叉、掌根紧贴按压点，患者如果是儿童，那么，用一只手加压就够了，如果是婴儿，只要用一只手的指尖按压胸骨即可，如图9-11所示。

（3）按压应平稳、有规律地进行，不能间断；按压时，垂直向下用力，要有冲击性，如图9-12所示。

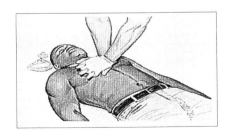

图9-11　按压方法1

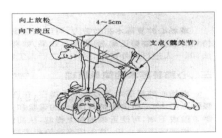

图9-12　按压方法2

(4) 每次按压后，应立即放松，使胸廓复位，心脏舒张。按压深度，成年人：胸骨下陷4～5 cm；未成年人：胸骨下陷2～3cm；婴幼儿：胸骨下陷1～2cm。按压频率：100 次/分，有效标准：能触摸到颈动脉搏动。

(5) 心脏按压应与人工呼吸同时进行，如有 2 个人同时抢救，一个人做口对口人工呼吸，一个人做心脏按压，每按压 4～5 次，吹 1 口气；做心脏按压的救护人员感到疲劳时，可以和做人工呼吸的救护人员互换。但不能中断按 5∶1 的速率进行的心脏按压和人工呼吸动作。交换位置时，做人工呼吸的救护人员在向伤病员肺内吹气之后，立即向其胸部另一侧移动，双手靠近正在做心脏按压动作的救护人员手旁，手一到位，做心脏按压的人就可以将双手撤回到做人工呼吸。如果只有 1 个人抢救，则按压心脏与人工呼吸次数比应为 15∶2。人工呼吸与胸外按压方法如表 9-1 所示。

表 9-1　人工呼吸与胸外按压方法

年龄	<1 岁	1～8 岁	>8 岁
按压方法	环抱法	用一手掌根	双手掌根
按压深度	1～2cm	2～3cm	4～5cm
按压频率	>100 次/分钟	80～100 次/分钟	80～100 次/分钟
按压与呼吸比	5∶1	5∶1	单人 15∶2，双人 5∶1
按压部位	胸骨中线中部与乳头连线下一横指	胸骨中线下 1/3 处	胸骨中线中下 1/3 交界处

(6) 人工呼吸及心脏按压有效，可以见到伤病员面色转红润，自主呼吸逐渐恢复，能摸到颈动脉搏动，能听到心跳的声音。

3. 注意事项

(1) 按压时，抢救者要以髋关节为支点，肘部不能弯曲，用力要垂直。否则按压力量不够，按压深度不足，会使按压无效。

(2) 正常应为手掌根紧贴按压点，若按压定位不正确，容易使剑突受压折断而致肝破裂；向两侧错位易致肋骨或肋软骨骨折，导致气胸、血胸。

(3) 冲击式按压，若用力过猛，易导致骨折，应该控制好力量。

(4) 救护人员千万不要因为疲劳就随意停止抢救。要坚持到恢复心跳和自主呼吸，或者坚持到医生赶来。在没有任何复苏迹象的情况下至少要救 45 分钟。

三、食物中毒应急训练(见本章末二维码)

四、大学生交通安全训练(见本章末二维码)

五、大学生在校必备生活小药箱

(一)必备用品

(1) 消毒好的纱布、棉球或棉签、绷带、胶布，长 1 米左右的大三角巾。

(2) 血压计一套，体温计。

(3) 外用药：酒精、安尔碘、红汞、生理盐水、眼药水、伤湿止痛膏等，新型湿性伤口敷料。

(4) 内服药：解热、止痛、止泻、助消化等。

(二)注意事项

(1) 药品要分门别类，标明购入日期与药名，于阴凉干燥处存放。

(2) 药品不宜混装，适时淘汰与补充。

(3) 因人而异选择用量，服用药物时应遵照医嘱，定期检查和更换药品。

(三)熟记紧急救助电话

报警 110，火警 119，交通事故 112，医疗急救 120。

📄 **拓展阅读**

世界上第一只灭火器的诞生

世界第一支灭火器诞生在 1834 年的伦敦，这一场大火几乎烧毁了英国议会大厦所在地古老的威斯敏斯特宫。在众多的观火者当中，有一位不是无所事事赶来看火景的人，他就是乔治·威廉·曼比。

曼比出生在诺福克，青年从军，官至上尉，任雅茅斯兵营的长官，这一闲职使他能够有时间致力于完成他想拯救人类生命的愿望。早先，他热衷于船难救助，发明过裤形救生圈，也是第一个提出用灯塔闪射识别信号的人。

以后，曼比把他的天才从海洋救助转向火灾救生事业中。发生火灾的时候，他正在进行防火服的实验。他最卓越的首创性的贡献是发明了手提式压缩气体灭火器，这种灭火器是一个长两英尺、直径八英寸、容量为四加仑的铜制圆筒，和今天的灭火器基本上相同。他把灭火器放在专门特制的手推车里，他希望有配备这种灭火器的巡逻队，在起火地点立刻扑灭初起的小火，从而减少爆发重大火灾的次数。

本 章 小 结

本章重点介了解安全教育的意义，并激发大学生参加学习安全教育知识和活动的积极性。掌握大学生常见的安全教育的主要内容：日常活动中意外伤害的处理，包括扎刺、擦伤、扭伤、骨折等；动物伤害的处理，包括猫狗咬伤、抓伤，蚊虫叮咬、毒蛇咬伤等；水、电、火造成的烧烫伤等意外的处理；异物入体的处理；鼻出血的简单处理；晕厥的处理；交通安全等。还有应对突发事件技能训练，如何使用灭火器，食物中毒后怎么办、面对心脏骤停的患者怎么做，身体受到伤害出血了怎么包扎等。

思考与练习

一、单项选择(见本章末二维码)

二、多项选择(见本章末二维码)

三、简答题

1. 鼻出血怎么处理？

2. 蚊虫叮咬感染了怎么办？

3. 烫伤依轻重分几种情况？怎么处理？

四、论述题

1. 大学生安全教育的意义何在？

2. 谈一谈大学生饲养小动物的利与弊。

【实践课堂】

案例讨论：结合下面案例，对大学生假期旅游的出行安全，谈谈自己看法和感想。

2017 年 12 月 31 日 7 时许，北京林业大学经济管理学院 9 名大四女生结伴乘坐面包车从哈尔滨前往雪乡途中，发生交通事故，造成 4 人死亡，5 人受伤。校方公布交通事故原因通报：经当地警方调查，交通事故的原因是由于学生乘坐的面包车为躲避前方发生交通事故的一辆轿车，发生侧滑驶入公路右侧沟内。

每到假期，相信不少大学生安排了出行计划。虽然旅行充满了新奇，但是也难免会有安全问题。所以无论结伴出游还是往返途中，同学们一定要做好安全防护工作。

1) 贵重物品不放在显眼处

出行时，最好不要携带大量现金和贵重物品，背包一定放在显眼的视野范围内，或者交给同伴看管。

2) 乘坐具有合法资质的车辆

在出行、旅游选择包车服务时，应选择具有合法运营资质的车辆和驾驶人，不要乘坐私揽客源的"黑"客车。如对车辆情况有怀疑，可要求运输方出示相关证明，切勿因为贪小便宜去乘坐非法的"黑"客车。

3) 不乘坐超员超载车辆

外出切勿乘坐超员超载、客货混装的车辆。车辆超载严重影响车辆制动和操控性能，易发生制动失效等安全事故。为了自身的安全保障，一定不要心存侥幸，因价格优惠、快速抵达等原因而乘坐超员超载车辆。

4) 恶劣天气尽量减少外出

冬季冰冻、雨雪等天气多发，路面湿滑。出行应提前查好目的地天气，大雾、雨雪等灾害天气减少外出，注意安全。

5) 手机务必保持畅通

离校外出前，一定要把个人去向及联系方式告知辅导员、舍友及家长，并务必保持通讯工具畅通，以便遇有情况能够及时发现并协助处理解决。

6) 警惕过分热情的陌生人

不轻信陌生人言行，不轻易饮用或食用陌生人的饮料、食物；不随便接受陌生人提包、买票、照看东西等帮助。对于涉世未深的大学生来说，防人之心不可无。

随身课堂
大学生生理健康教育
微信扫天下　课程掌中观

第九章.pptx

第九章二维码内容.docx

第九章习题答案.docx

参 考 文 献

[1] 辽宁省编审委员会组编. 《大学生健康教育》[M]. 哈尔滨：东北大学出版社，2010.

[2] 孙宗鲁. 大学生健康教育教材[M]. 北京：北京大学出版社，1994.

[3] 尤黎明. 内科护理学［M］. 3 版. 北京：人民卫生出版社，2002.

[4] 方春荣. 大学生卫生保健[M]. 北京：学苑出版社，2012.

[5] 吴清忠. 人体使用手册. 上海：上海交通大学出版社，2013.

[6] 章明明. 大学生生理与心理健康教育[M]. 北京：科学出版社，2009.

[7] 栗庆山，高春梅. 大学生健康教育[M]. 北京：国防工业出版社，2013.

[8] 联合国教科文组织编写并印刷. 国际性教育技术指导纲要[M]，2010.

[9] 刘文利. 大学生性健康教育读本 [M]. 北京：清华大学出版社，2013.

[10] 陈守良.人类的性、生育与健康[M]. 北京：北京大学出版社，2005.

[11] 《中国性科学百科全书》编辑委员会.中国性科学百科全书[M]. 北京：中国大百科全书出版社，2006.

[12] 邹克扬，贾敏. 大学生性教育与艾滋病性病防治[M]. 北京：北京师范大学出版集团，2009.

[13] 中国性病艾滋病防治协会：http://www.aids.org.cn/.

[14] 陈永平. 传染病学[M]. 北京：人民军医出版社，2013.

[15] 曹文元.传染病学.西安：第四军医大学出版社，2012.

[16] 张玲霞，周先志. 现代传染病学[M]. 2 版. 北京：人民军医出版社，2010.

[17] 李新月，王腊玉. 传染病学[M]. 2 版. 郑州：郑州大学出版社，2008.

[18] 中国营养学会. 中国居民膳食指南[M]. 北京：人民卫生出版社，2016.

[19] 吴定，高云. 食品营养与卫生保健[M]. 北京：中国计量出版社，2008.

[20] 郭红卫. 营养与食品安全[M]. 上海：复旦大学出版社，2004.

[21] 高宇萍，袁静宇. 食品营养与卫生[M]. 北京：海洋出版社，2010.

[22] 王俊东. 食品营养与健康[M]. 北京：中国农业科学技术出版社，2008.

[23] 李小宁.艾滋病防治一本通[M]. 北京：中国医药科技出版社，2011.

[24] 王清.艾滋病预防控制教育读本[M]. 昆明：云南大学出版社，2011.

[25] 刘中夫，万绍平.艾滋病防治案例精选[M]. 成都：四川科技出版社，2014.

[26] 黄世敬.艾滋病防治知识[M]. 北京：金盾出版社，2010.

[27] 中国性病艾滋病防治协会：http://www.aids.org.cn/.

[28] 中国艾滋病网：http://www.hiv.cn/.

[29] 李定国. 常用药物用药兵法[M]. 武汉：湖北科学技术出版社，2014.

[30] 洪昭光. 最好的医生是自己[M]. 北京：科学出版社，2007.

[31] 张守明. 常见病中西医诊断及合理用药. 北京：中国医药科技出版社，2016.

[32] 康震. 常见疾病谱用药 速查速用手册[M]. 北京：化学工业出版社，2014.

[33] 郑小兰. 安全教育[M]. 北京：朝华出版社，2009.

[34] 张羽. 只有医生知道的[M]. 北京：首都师范大学出版社，2003.

[35] 曲黎敏. 从头到脚说健康[M]. 武汉：长江文艺出版社，2008.

[36] 丁涵章. 大学生自我保健指南[M]. 杭州：浙江大学出版社，2001.

[37] 钟南山.青年学生健康教育［M］. 广州：广东省高等教育出版社，2003.

[38] 左明雪. 人体解剖生理学[M]. 北京：高等教育出版社，2013.

[39] 郭光文，王序. 人体解剖彩色图谱[M]. 北京：人民卫生出版社，2014.

[40] 卢梭. 论人类不平等的起源和基础[M]. 李常山. 译. 商务印书馆，1962.

[41] 教育部网站教育部关于印发《普通高等学校健康教育指导纲要》的通知，教体艺〔2017〕5 号.

[42] 国务院.关于促进健康服务业发展的若干意见[Z].2013.

[43] 百度文库 专业资料 医药卫生药学 毒品的种类 suzhenshan88.

[44] 徐玉东，王建红. 人体解剖生理学[M]. 北京：人民卫生出版社，2007.

[45] 《大学生安全手册》南京审计大学编 2013、11、7.

[46] 王萍，吴明宇，姚丹. 学前儿童保育学[M]. 北京：中国人口出版社，2015.

[47] 段明辉（主任医师） 审核 Baikemy.com 北京协和医院 血液内科.